■目次

第５章　継続地代の鑑定評価

第６章　借地の整理

第７章　各種一時金等の評価

第８章　共有地に絡むトラブル

第９章　共有地の等価交換

第1章

地代の値上交渉

【任意交渉編】

本章では、地代の値上交渉がスムーズに行われた事例をもとに、地代が安価な理由を説明するとともに、地代についての初歩的な知識と交渉方法について解説します。

ケーススタディ
賃料改定交渉あちらとこちら

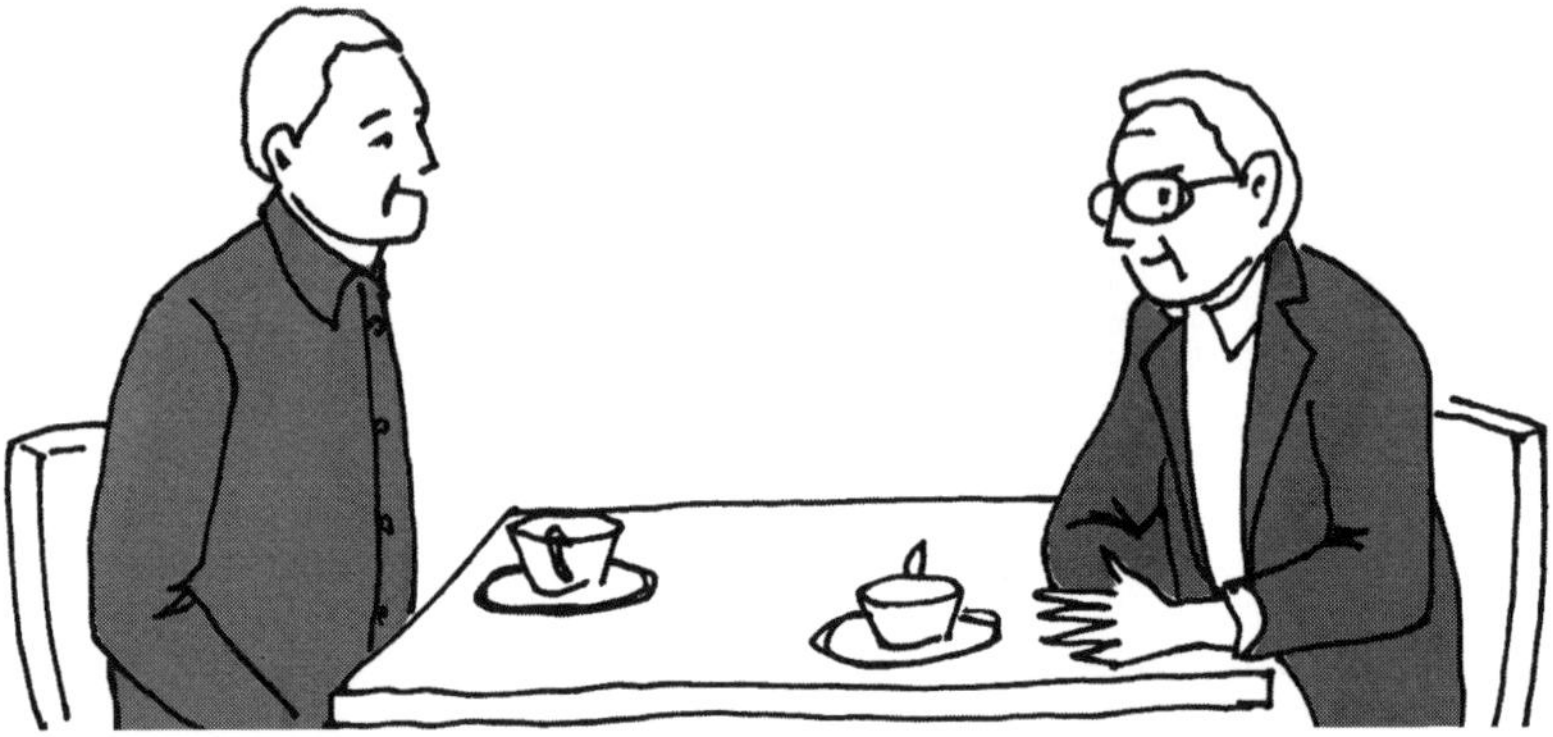

■土曜日・賃借人

「あなた、お電話よ」

土曜日の昼下がり。朝食を兼ねた昼食にオムライスを味わい、テレビを眺めながらウトウトしていた真田成二は、妻・弥生の声で目を覚ました。

「家電（いえでん）とは珍しいな。誰から？」訊ねると、

「北条さん。地主さんからよ」と答えが返ってきた。

「そう」真田は、ソファから立ち上がると、普段あまり使われることのない受話器を取った。

「もしもし、お電話、代わりました」

「毎月、地代をありがとうございます。あの、実は、土地の賃貸借契約について、ご相談がありまして…」

「と申しますと」

「地代、賃料の件でお話したいことがありまして。できれば、近日中にお会いできないかと思いまして、こうしてお電話した次第なのですが」

「地代…のことですか」

　値上げかな？真田は思った。

　真田の家は持ち家で、彼の父が約 30 年前に建てたものだが、その敷地 135 平米は借地であった。2 年前に父が癌で亡くなり、彼が家と借地権を相続した。父が学生時代にこの街に住んでおり、その時のつてでこの土地を安く借りることができたため、ここに家を建てたと聞いている。父が懇意にしていた地主さんも、つい先日亡くなったばかりだ。お葬式で、息子さんたちにも挨拶した。その時の遺産分割で、この土地は次男の北条重次が相続し、今は彼が賃貸人である。

「では、2 時間後の午後 3 時 30 分に駅前のサンカフェで。もし万が一、満席だった場合には…」

　真田が電話を切ると、妻が「何だったの？」と問いかけてきた。

「どうも、地代の値上げをしたいみたいだな」思案顔で答えた。

「ええっ ?! 隆一は来年大学で、さつきは高校よ。隆一は、受かるかどうかは別にしても、早稲田に入りたいとか言ってるし。私立だと、学費もバカにならないのよ。地代のような毎月の出費が増えるのは嫌だわ」

「そうだよな。さつきまで私立高校に入るようなことになったら、なおさらだよ」

「あなた、不動産のお仕事しているのだから、ちゃんと交渉してよ！」

　真田は不動産会社に勤めていた。昨年、子会社に転籍になったばかりだ。いずれはその子会社の取締役にという話はあるが、それまで昇給はあまり望めないだろう。子供たちが独立したら、夫婦で住むためのマンションを購入する資金の貯金も始めた。妻に言われるまでもなく、いろんな意味で、地代の値上げは嬉しい話ではない。ただ、この土地の地代が、比較的安価であることは分かっていた。

（親父が地代の交渉をしたのは、隆一がまだ小学生だったから、おそらくは 10 年近く前かな）真田は、さっきまでの眠気はどこへやらとばかりに考えを巡らしていた。

真田は、仕事で商業施設の管理を担当したことがあり、テナントとの交渉の経験は豊富だった。いわば貸主側としての交渉の経験はあったが、借主側としての交渉は初めてだった。無論、商業施設の店舗の賃貸と住宅の敷地の賃貸では事情が違う。しばらく思案した後、スマホを取って電話をかけ始めた。

■水曜日・地主

それから遡ること 3 日前、水曜日の夕刻。千代田区内にある不動産鑑定士事務所。

「所長、北条様がいらっしゃいました」来訪者を応接室に案内した女性事務員の声がした。

「わかった」所長である不動産鑑士の黒田は席を立った。

これから黒田が会う北条重次は、真田家の敷地を貸している地主だ。2 ヶ月程前、彼の父親の遺産分割にあたって、黒田が相続財産に含まれる土地の価格の鑑定をしていたのである。今日は、その際に彼が相続した、真田家に貸している土地についての相談である。賃料について簡易鑑定をして欲しいと、事前に連絡を受けていたのだ。

「こんにちわ。先日はありがとうございました」

黒田が応接に入るやいなや、北条は立ちあがり挨拶をした。180 センチは超える大柄な人だから、ややもすると黒田は少し気圧《けお》されそうになる。

「いえいえ、こちらこそ。私どもがお役に立てたのであれば幸いです」

「父の住んでいた家は兄貴、そして底地を私が相続して、妹もいましたし、兄貴も現金や有価証券などを分けるにあたって、きちんと3等分したいと申しまして。お陰で、兄弟みな不満を抱えることなく遺産分割ができました。改めて御礼申し上げます」

「恐縮です」やはり、顧客から感謝されるのは嬉しいものである。黒田の顔がほころんだ。

「さっそくですが、どんな感じでしたか」黒田が椅子に着くと、北条が用件を切り出した。

「月額にして、3万1,000円というところです。簡易な査定で構わないということでしたが、仮に本格的な鑑定作業をしても、そう大きく変わらないでしょう」

　テーブルの上に差し出された書類を、北条は手に取った。

「年額にして37万2,000円。固都税額（固定資産税と都市計画税）の3.1倍、ほぼ3倍ですか」

「そうですね。あそこは23区外ですが、新宿から約20分、急行が止まる駅から徒歩で10分程度の場所で、135平米の宅地としてはそれが妥当かと」

「今の賃料が2万4,000円ですから、この数字だと7,000円、ざっと3割の値上げということになりますねぇ。先方は、どう言うでしょうか？」

「そうですねぇ…。大幅な値上げという印象は受けるかもしれませんね」黒田は、少し考え込んだ。

「あの、借地人の真田さんという方はどのようなご職業なのですか」

「スギタリアルエステートという不動産会社に勤めていると聞いてます」

「ああ、東京西部から埼玉にかけて割と手広くやっている不動産会社で、いずれ上場するのではないかとも言われてるところですね」

「そうなのですか」やはり不動産関係については、鑑定士は詳しいものなんだなと、北条は感心した。

「借地人の方が不動産会社にお勤めということですと、良い方に考えると、月額2万4,000円という地代を割安と感じているということも考えられますね」

「良い方といいますと？」

「逆に言えば、不動産取引や賃料交渉の経験などもあるかもしれませんから、交渉相手としては手強いかもと」

「そうなりますね」北条は、顎に手を当てて考え込んだ。北条は、機械メーカーで技術関係の仕事をしており、価格に関わるような交渉事はあまり経験がなかった。

　少し不安にさせてしまったかな、黒田はそんなことを思い、続けた。

「これまで賃料の支払いが遅れるようなこともなかったとも伺っていますし、手強いといいましても、そういう仕事をなされてるのなら、賃料交渉などで徒《いたずら》に感情的になるようなことはないかと。地域での地価の上昇傾向など、そういったことは理解してらっしゃるとは思いますし」

「そうなのです。父の葬儀にも来てもらいましたし、人柄はいたって真面目な方だという印象です。ただ、お子さんが進学する年頃のようなんですね。そういう時期に地代を3割上げてくれと言われると、ねえ…」

「北条さんとしては、どのくらいの値上げを希望なのですか？」

「いや、今回の値上げは兄が言い出しましてね。自分は自宅とその敷地を相続したものだから、底地を相続した私に気を使ったところもあるのでしょう。もう少し賃料は貰えるはずだと言いましてね。正直、私も杉並に購入したマンションのローンがありまして、もう少し金銭的な余裕が欲しいなと思っていたところなもので。底地からの収入はその足しにしたいと思ってます」

今度は、黒田が思案顔になった。

「ということは、必ずしもその金額、月額3万1,000円でなければならない、というわけではないのですね」

「そう言われれば、そうですね。毎月のことですから、少しでも上がれば助かりますし。でも、できれば月額3万1,000円だとありがたい、というところですね」

「だとしたら、とりあえず、この金額で値上げの申入れをしてみられては？そして、値上げの理由は、そこに書かれていますので、相手方に説明してみて、まずは先方に持ち帰って考えていただくということで、どうでしょう」

「そうしましょうかね…。ところで、値上げの申入れはどのようにしたらよろしいのでしょうか。やはり、書面がよいのでしょうか。あと、交渉がまとまらないような場合は、やっぱり裁判手続とかになるのですか？」

「交渉がまとまらないときは、調停や裁判ということになりますね。調停は、裁判所が間に入って、当事者同士の合意を促す手続です。ただ、そういった裁判所が関わる手続は費用と時間、特に時間がかかるのが難点でしょうか。

そして、裁判などを念頭に置くと、いつから値上げになるのか明確にしておく必要があります。法律上、値上げの申入れをした日から、ということになっていますので、書面で、内容証明郵便で値上げを申し入れることになりますね」

「裁判ですか。費用や時間もそうですけど、借地人の真田さんは兄と同じ市内に住んでいますし、できればそういうのは避けたいですねえ」

「だとしたら、まずは、口頭で申し入れてみては？」

「口頭でもいいのですか？」

「いつから値上げにするかは話合いがまとまれば、それで構わないわけですし。いきなり内容証明郵便だと、場合によっては、裁判を前提に宣戦布告されたみたいに感じる方もいますから。面識のある方でしたら、まずは口頭でするのが穏当かと」

「そうですね。見知った者同士でいきなり書面、というのはね。分かりました。週末にでも連絡してみます」

その後、北条は、黒田から賃料の算定の仕方や、値上げの根拠などについて簡単な説明を受けるとともに、対等の立場での話合いという姿勢で交渉するようになどアドバイスを受けて、黒田の事務所を辞去した。

■再び土曜日・地主と借地人

カラン。喫茶店のドアを開ける鐘の音がした。

既に喫茶店に来ていた北条が顔を上げると、真田が入ってくるのが見えた。真田が店の中を見廻したので、北条は軽く手を上げた。真田は、すぐに気が付き、店の奥にある北条の席までやってきた。

「こんにちわ。お待たせしたようで、すみません」

「いえ、時間どおりじゃないですか」北条は、それまで読んでいた新聞を畳みながら言った。店内の時計は午後 3 時 31 分を指していた。

「まあ、どうぞ」北条が自分の前の席へと促した。

「いや、こちらこそ、お呼び立てしまして」真田が席に着くと、北条は軽く頭を下げた。

すぐにウェイトレスが水を持って来たので、真田は紅茶をオーダーした。

「この記事によると…」北条は、それまで読んでいた新聞の記事の話題などで雑談を始めた。相手の嫌がるだろう話題を自分から言い出すには、まず場を和ませたいと思ったのだ。真田にしても、地主との話合いはできるだけ円満なものとしたいと考えていたので、雑談に応じた。


2人が軽い雑談をしていると、ウェイトレスが紅茶を持ってきた。それが合図となったようだ。真田から話を切り出した。

「ところで、賃料の件ということでしたが。やはり、値上げですか？」


真田のストレートな言い方に、どこか物慣れたものを感じながら、北条は応じた。

「ええ。もうかれこれ11年、賃料も据え置かれたままですし…」

「11年経ちましたか」

「あの時はお互い、父親同士がこうして話したのでしょうね」北条は少し感慨深そうに呟いた。

「私たちの代になって初めてですね。賃貸借契約について話すのは」

そう言われれば、そうだな。真田も父の面影が胸をよぎった。

「そうですね」

「それで、どのくらいの額をご希望されていますか」またも真田はストレートだ。北条にしてみれば、やはりこういう交渉には慣れてるのだなと思わざるを得ない。

「はい。月額にして3万1,000円です」北条も、ここは毅然と回答した。

「う〜ん」


真田は、思わず腕を組んで椅子の背にもたれかかった。真田としても、10年据置きだったことを考えれば値上げもやむを得ないとは考えていたが。しかし、3,000円前後の値上げかと漠然と想像していた。その倍以上の額である。

　北条は黙って、真田の返事を待った。

「ざっと3割の値上げですねぇ。う～ん」真田としても、駆引きというよりも、本音から出た言葉だった。

「どうでしょう。近隣の地価も上昇傾向なのはご存知かと思うのですが」北条は、値上げを求める理由を立て続けに言ってくる。

（ああ、俺が不動産の仕事をしているのは知ってるからなぁ。痛いところを突いてくるなぁ）真田は内心で苦笑いした。相手の説明している事を知らないとは言えない。

「ところで、そうなると固都税額の3倍くらいになるのでは？」

「ええ、そうなります」

「23区ならともかく、この近辺ですと2.5倍程度が穏当な気もしますが」

　真田は、北条からの電話を受けた後、親しくしている勤め先の顧問弁護士に電話をかけ、宅地の賃料に関して判例などでは固都税の何倍くらいが相場なのかを尋ねていた。そして、ここに来る道すがら、概ね2.5～3倍程度だろうとの回答を得ていた。23区内なら3倍は固いとも聴いた。その話を前提としての回答だった。

「ですが、新宿から20分ですから。世田谷あたりとそう大きな違いはありませんし、駅からもほど近い場所ですし」

「とはいえ、3割の値上げというのはちょっと…」

（さすがに専門家に相談してから来てるのだろうな）地主の言うことはいちいち適切である。それが分かるだけに、真田としては辛いところだった。ここは、「3割」という数字で大幅値上げなところを強調するしかなかった。

「もちろん、私も、今すぐここで回答をいただこうとまでは考えていません。よく考えていただけませんか」

「ところで、北条さんとしては、話合いがまとまらない場合、やはり裁判までとお考えなんですか」真田として相手が少し答えにくいだろうとは思ったが、敢えて尋ねてみた。

「そうですねぇ…」今度は北条が考え込んだ。本音では裁判や調停は避けたかった。しかし、それをあからさまに悟られるような言い方は避けたいところか。

「むろん、できればそういうことにならないことを希望してます…が、お返事次第というか、今後の話合い次第というところもありますね」

「分かりました。少し考えてみます」

「どうでしょう。1週間後にもう一度お話できませんか。また、私がこちらにまいりますから」

「1週間後の、また土曜日ですか。大丈夫です。同じ時間でよいですか」

　その日は、それで2人は分かれた。

■日曜日から金曜日・それぞれの思惑

　3万1,000円でゴリ押ししようというわけではなさそうだな、北条さんは。真田はそう考えながら、家路を歩いた。

　一方、北条は、不動産の事情を分かってるせいか、こちらの説明をそれなりに理解してもらえたのはありがたかったな、そんなことを帰りの電車の中で考えていた。


　その翌日の日曜、真田は、賃貸借契約書を妻に渡して言った。

「明日、これを持って市役所に行って、この土地の評価証明を取ってきてくれないか」

「えっ、土地の評価証明って、税金の額の基準になる金額よね。そういうことを持ち主以外に教えてくれるの？」妻が尋ねた。評価証明や固定資産税などは、夫の真田から聴いたことがあり、ある程度の知識は持っていた。
「賃借人は大丈夫だよ。だから、賃貸借契約書を渡すんじゃないか。おっと、念のために俺からの委任状も書いておくか」賃借人の名は父親が亡くなったときに、真田自身の名に代えて契約書を作り直してもらっておいたのだ。

提示した賃料額が固都税の約 3 倍という数字に嘘があるとは思っていないが、念のため調べておこうというのである。

さらに、昨日電話した弁護士に、2〜3 日のうちに会えないかとメールを書いた。ご馳走します、とも書き添えた。

北条は、真田と会ったときの会話の内容を事細かに書いたメールを、黒田へ送っていた。黒田のアドバイスは役立っていたので、その御礼も兼ねていた。

翌日届いた黒田の返信には、幾つかアドバイスが書かれていたが、要は、最低ライン、つまりこれ以上は譲れない、という値上額がそれ以下であれば調停なり裁判も辞さないという額を、しっかりと決めておくように、とのことだった。

真田は木曜日の晩、件の弁護士を銀座のフレンチ・バルに誘った。平日ということもあって、かなり人気店だが予約が取れたのである。予め会社で税務に詳しい社員に頼んで、調べた自分の借地の評価額から固都税額を算定してもらっていた。それを弁護士に見せながら、どの程度の賃料なら交渉が成立するだろうかと相談した。上等なワインも開けた。相手がワインが好きなことを知っていたので、個人的な相談をするには、このくらいは当然の出費だと割り切っての大盤振舞いだった。

　結論からいえば、値上げは避けられないだろうとのことだった。それは、真田も理解していた。問題は、どの程度の値上げなら受け入れるべきか、である。彼が言うには、固都税額 2.8 倍の 2 万 8,000 円前後かな、とのことだった。それでも 4,000 円の値上げである。しかし、真田としても、月に数千円のことで手間と費用を掛けて裁判をする気にはなれなかった。おそらく、それは地主にしても同じだろうと考えていた。


　一方、北条は、金曜日の夕刻に再び黒田の事務所を訪れていた。値上額の下限を決めかねていたからである。

「お話を伺った限りでは、真田さんとしても値上げ自体は受け入れる意思が伺われますし、3 割と何度か言っていたとすれば、2 割増しちょっとで 2 万 9,000 円あたりはいかがでしょう？」と黒田は提案してみた。

　その額も、北条は選択肢の 1 つだった。だが、やはり、彼が気にしてるのは、裁判までもつれ込むようなことがないか、である。

「例えばですね、仮に真田さんが 2 万 6,000 円は受け入れるつもりであったとして、自分が 2 万 9,000 円で譲らないとしたら、その差額は 3,000 円ですよね。月 3,000 円を巡って何ヶ月か調停や裁判をやるのは、自分としては現実的じゃないです」

「正直いって、そうかもしれませんね。それに、もし北条さんが 2 万 8,500 円まで譲歩するとしたら、その差額は 2,500 円です。真田さんにしても同じ思いではないでしょうか。おそらく、真田さんは多少の値上げは受け入れるでしょうから、まずはいくらなら受け入れてもらえるのか、尋ねてみたら如何でしょうか」

「そうかもしれませんね。分かりました」

■月曜日・黒田不動産鑑定事務所

「そうですか。もう、契約書のまき直しも終わりましたか。良かったですねえ。お疲れ様です。はい、はい。では、後ほど簡易鑑定の分と合わせてご請求書を送らせていただきます。はい。では。今後とも、よろしくお願いします。はい。失礼します」 黒田は受話器を置いた。

「北条さんからですか？」助手の栗田が話しかけてきた。

「そうだよ。値上げがまとまったそうだ。契約書も交わしたってさ。嬉しそうだったな」

「それで、いくらに決まったのですか」

「月額2万8,550円だそうだ」

「へー。550円とは刻みましたね」

「たしかに」言われてみるとそうだ、電話をしながら取ったメモを見ながら、黒田も思った。

「でも、思いのほかあっさりと話がまとまり、よかったですね」

「僕はそんな気がしてたよ」

「というと？」

「そもそも良好な関係の地主と借地人だし、どちらもそれなりに安定した収入があるし、月数千円で裁判は避けたいのは同じだろう。となれば、それなりに譲歩するはずだよ。お互いに譲歩し合って、話をまとめたいと思っている以上は、まとまるものさ」

「あとは、どちらも感情的にならなかったから、ということですかね」

「そうだね。そこは重要だ。互いに落とし所を冷静に探ろうというのであれば、話合いはまとまるよ」

「それにしても、最後に50円まで刻んだ金額を言い出したのは、どっちなんでしょうね？」栗田が興味津々で尋ねた。

「あー、しまった。それを聴くのを忘れてたなぁ」あの大柄な北条さんが「あと 50 円」とか言っているところが思い浮かび、微笑ましいような気分になる黒田だった。

1 地代が安い理由

本件のケースでは、地主と借地人が話し合って、最終的に交渉が成立しました。それは、借地人も調停や裁判などの手続になる手間をかけてみたところで、値上げを受け入れざるを得ないだろうと考えたからです。要は、それまでの地代がかなり安かったということです。

地主と借地人との間でトラブルの頻度がもっとも高いのが地代の問題です。もちろん、すべての借地の地代が安価とはいいませんが、現実に目を向けると、安価な地代は少なくありません。

ここでは地代が安い理由について説明します。

(1) 地代とは

地代とは、一般的には、借地人が地主に対して支払う賃料（借地料）のことです。読み方は、「ちだい」、「ぢだい」、「じだい」と読みます。なお、不動産売買において、稀に土地代金のことを地代と呼ぶこともありますが、この場合、賃料の意味はありません。

地代の金額に関する争いは後を絶ちませんが、最終的には、当事者は裁判で解決を図ることになります。裁判所では、地代や土地の評価について問題があるときは、国が定める不動産鑑定評価基準（以下、「鑑定基準」といいます）による評価を規範とします。

鑑定基準では、地代についての「評価」にスポットを当てるので、同基準において地代とは、「賃借権等の権利の対価又は経済的利益の対価」とし、「その用益の対価」（鑑定基準第１章）とされていますが、要するに「土地を使用収益することに対する対価」のことです。

したがって、同基準に照らせば、基本的には、使用収益する「土地」の価格が上がれば、当然地代の金額も上がると考えられます。

なお、以下の説明では、文脈によって地代のことを賃料ということがありますが、同じ意味です。

(2) 地代が安い理由

a. 経済事情

地代が安い理由の１つに、長年における経済発展を挙げることができます。借地契約の場合、契約期間が数十年以上の長期にわたることが通常です。そもそも地代の金額は、一度契約すると経済事情に応じて容易に変更できないので、契約当初又は改定時に定めた地代の金額が、その後の経済発展によって適正地代と比べて不相当になる場合が少なくありません。

図表１をみてください。こちらは、昭和30年から最近までの全国市街地（全用途平均）の価格指数の推移です。なお、下方の矢印が付いた太線は、時間とともに変化する地価推移の傾向を筆者が大雑把に示したものです。

図表１

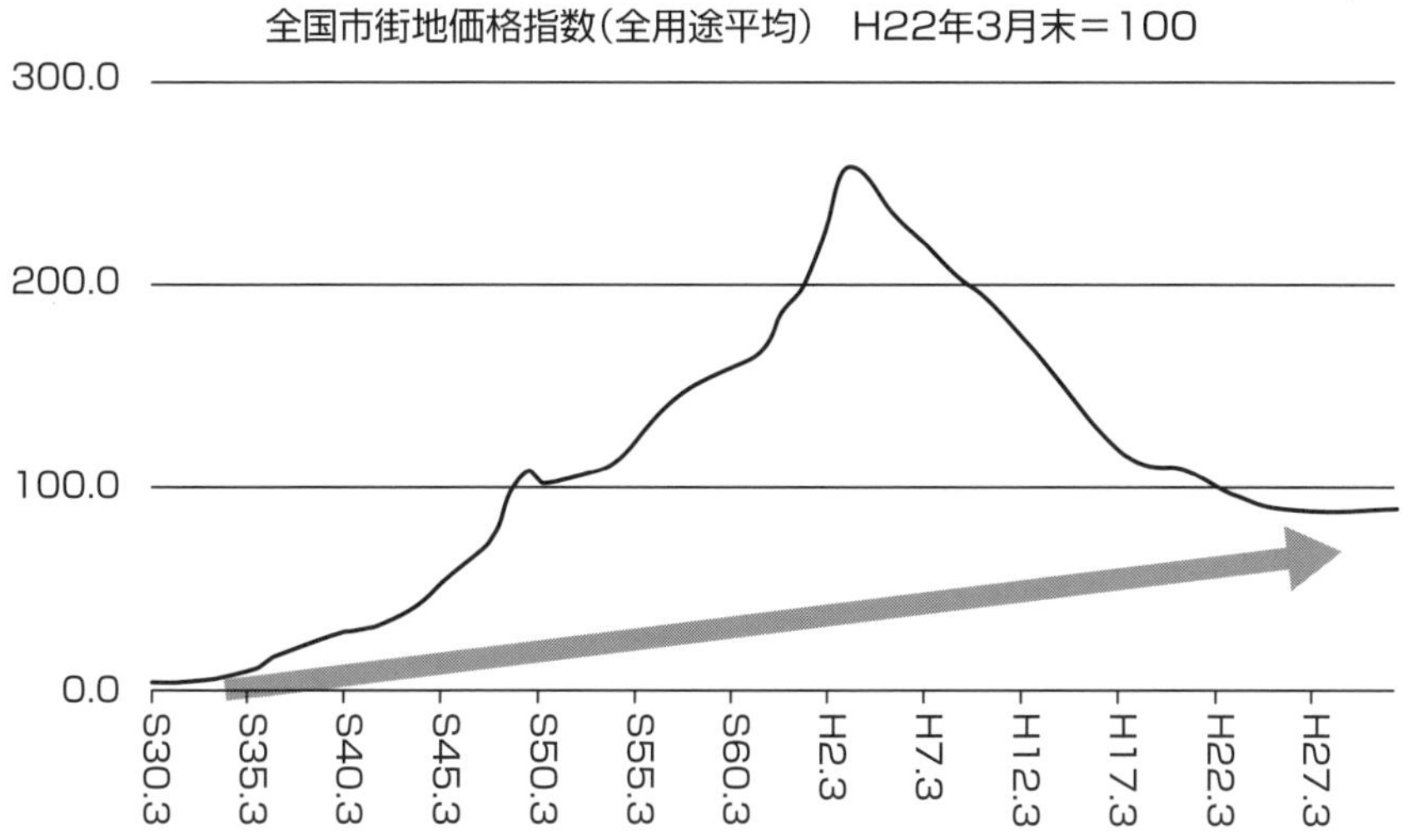

（出所：一般財団法人日本不動産研究所発行「市街地価格指数」をもとに、筆者作成）

現在、地代の紛争になりがちな契約の大半は、昭和初期の頃から続いているものです。その頃から現在までの地価推移について俯瞰して見ると、地価は長期的に発展しているといえるでしょう。

なお、図表によると、バブル崩壊により平成３年をピークに地価は急落し、その後、長期的に下落していた時期があります。仮に地代変更した時点以降に地価が下落すれば、地代の減額が相当であると思われるかもしれません。しかし、地代に関していえば、そもそも当時の地代水準が投機的な地価高騰を反映しているケースは稀であり、今なお現行地代が地価に見合った金額に追い付いていない場合が少なくありません。無論、地代の金額がバブル期の地価高騰を十分反映したものであった場合は、その後の地価下落により地代を減額することが相当です。

b. 法的事情

地代が安いもう１つの理由は、借地借家法による法定更新の制度が関係しています。「法定更新」とは、期間の満了時に、当事者同士で契約更新の合意ができない場合は、法律によって自動的に更新される制度です（法定更新は、本書の第３章で詳しく説明します）。

通常、新規に貸し出す際の賃料は市場の競争原理によって決まります。契約当初、貸主は希望する賃料を市場に示し、借主も希望する条件を貸主に打診します。その後、お互いの譲歩を経て、最終的に双方にとって妥当な賃料が決定されるものです。もし条件に折り合いがつかなければ契約は成立せず、お互い他を探すことになります。

しかし、すでに契約中の地代改定時においては、少々事情が異なります。この場合、市場の競争原理が働かず交渉相手が借地人１人に限られてしまうことに加え、法定更新の制度があるため、借地人の合意がなければ安価な地代のまま更新されてしまうのです。

c. 裁判コスト

さらに、裁判へのハードルが高いことが挙げられます。地代の交渉は、当事者間で円満な形で合意することが望ましいのですが、現実には借地人の合意が得られないばかりか、交渉のテーブルにさえ付かない借地人もいます。

この場合、地主は裁判所に解決を求めることができますが、調停や訴訟にかかる時間や費用（弁護士報酬・鑑定報酬等）と地代増額による経済的効果について両者を天秤にかけると、費用対効果が合わないことが少なくありません。地代の増額幅が少額であるほど裁判への負担が大きくなるので、結果として地主の方が長年泣き寝入りしているのが実態です。

(3) 感情的な問題

感情的な問題もあります。地主と借地人との関係は、長年にわたって契約関係が続いているので、良好な人間関係を築けていないケースも少なくありません。過去の地代改定時などに生じた感情的なわだかまりを持ち続けていることがあります。相手に対して不信感を持っているのです。

また地代の交渉は、一見すると、当事者において勝つか負けるかの関係になりがちです。負けた方は、その時の不満をずっと引きずってしまうことがあります。過去に借地人に申出を無視された経験がある地主は、なぜ安価な地代に甘んじなければならないのかという気持ちになっている場合があります。無論、借地人も同じような感情をもっているものです。

地代交渉を成功させるためには、感情面をいったん脇に置いておいて、フラットな気持ちで交渉に臨む必要があります。難しい場合は、第三者を介するのも１つの方法です。

2 地代の評価

地代交渉を成功させるためには、まずは地代についての正しい知識をつけることが必要です。ここでは、その基礎となるポイントを中心に説明します。

(1) 値上げが請求できる場合

a. 借地借家法の条文

地代の増減請求権については、借地借家法の第11条に定められています。賃料の増減の理由についても定めており、とても重要な条文です。また比較的読みやすくもありますので、その第1項を引用します（○数字は筆者追記）。

> 地代又は土地の借賃（以下この条及び次条において「地代等」という。）が、①土地に対する租税その他の公課の増減により、②土地の価格の上昇若しくは低下③その他の経済事情の変動により、又は④近傍類似の土地の地代等に比較して不相当となったときは、契約の条件にかかわらず、当事者は、将来に向かって地代等の額の増減を請求することができる。ただし、一定の期間地代等を増額しない旨の特約がある場合には、その定めに従う。

以下では条文を中心に詳しく説明します。

b. 公租公課の変更

条文中①の部分です。要するに、公租公課の変更が生じた場合です。公租公課とは、固定資産税と都市計画税の合計額のことです。公租公課が上がると、その分経費が増えるので純賃料は減少します。「純賃料」とは、地代収入からその経費に当たる土地の公租公課の金額を控除した手取りの金額のことです。この場合、地主に不利益が生じるので値上げが認められ

経営理論に学ぶ

経営学の巨匠は、この時代に
何を示唆してくれるのか

病院経営戦略

hospital strategy

千葉大学医学部附属病院 副病院長
病院経営管理学研究センター長
井上貴裕◎著

ロギカ書房

はじめに

国は地域医療構想の実現に取り組んでおり、医療提供体制に関する改革を２０２５年に向けて進めている。人口減少が進む中、効率的で効果的な医療提供体制を構築することは政策的にも医療機関の側からしても望ましいことであり、機能分化と連携を支柱にした医療提供体制の整備に向けて皆で取り組んでいく必要がある。さらに２０４０年を見据え地域医療構想だけではなく、医療従事者の働き方改革の推進、医師偏在対策といった三位一体の改革が進められている。

そんな中、新型コロナウイルスにより医療機関経営はかつてない厳しさの真っただ中に突入した。特に東京都などの特定警戒都道府県にある新型コロナウイルスの入院患者を受け入れた病院の業績悪化は著しく、先が見えない不確実な時代が到来している。救急車搬送、紹介患者が激減し、病院業績は著しく悪化している。患者数減によって稼働率は下がったが、給与費は固定費であるし、材料費の減少幅もわずかであり、財務状況は火の車だ。２０２０年夏の賞与は支払えたが、冬のボーナスは払えない財務的窮地に陥る病院も数多くある。

緊急事態にはコストカットなど短期的に効果が発現しやすい対策への取組みも必須であるが、将来の成長を見据えた中長期の視点も欠かすことはできない。過去の常識にとらわれない思い切った打ち手が求められているわけだが、今は何をしたらよいのか、途方に暮れる経営者も多いことだろう。

しかし、幸いなことに脈々と受け継がれてきた経営学の理論・学説があり、それらが示唆してくれることを今一度整理しなおすことが有効である。経営の定石を知らずして新たな時代を切り拓くことはできない。経営学の巨匠たちが何を考え、主張してきたかを知ることにより、さらに深みのある病院経営が可能となるはずだ。

これらの理論はＭＢＡなどの経営大学院では必須の知見であり、本書では病院経営に関係するできるだけ多くの学説を網羅することに努めた。そして、一般企業の事例ではなく、病院を中心とした文脈の中に位置づけたのが本書である。もちろん理論を知っていれば、病院を成長させられるほど経営はたやすいものではない。きれいごとだけでは済まされない生々しい現実も存在する。ましてや今日のような時代に突入すればなおさらである。

しかし、日々悪戦苦闘する病院経営者には処方箋が必要であり、先人の知恵から学ぶことの価値があると考えた。本書が病院経営を志す多くの方の参考になれば幸いである。

なお、本書は保健・医療・福祉サービス研究会の発行する月刊誌「ビジョンと戦略」の連載原稿を加筆修正したものである。編集等で林玲子氏には多大な尽力をしていただいた。この場を借りてお礼を申し上げたい。

２０２０年７月

井上　貴裕

経営理論に学ぶ病院経営戦略―目次

はじめに

第3章 組織をどう動かし、活性化するか

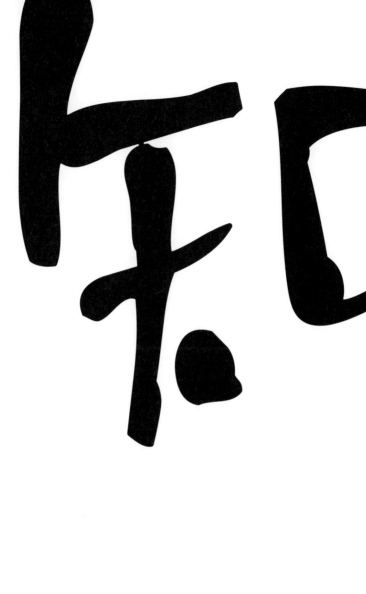

第1章 新任病院長が知っておくべきこと

1-1 新任病院長が心得ておくべきこと

～新任CEOを驚かせる7つの事実より～

1 病院長に就任してはじめてわかること

毎年春には人事異動があり、組織によりその長短の違いはあるが、病院長ポストも数年に一度入れ替わることがある。病院長に就任する前には副病院長であったり、診療部長、中には大学教授から落下傘で舞い降りてくることもあるだろう。

どのようなキャリアを歩んできたとしても、組織のトップに立った瞬間に見える景色が変わってくるのは皆が感じるはずだ。それまでたとえ副病院長であったとしても自らの担当分野について職務を遂行すればよかったわけであり、1つの診療部長の域を超えない意識を持っている方が多かったはずだ。

ところが、トップに就任したとたんに、全責任を負わなければならなくなる。昨今のような厳しい環境下では経営が重視される傾向にあるが、病院の管理者には多様な役割がある。良質な経営を行うということは財務状況さえ好転させればよいということではなく、医療安全、人事労務など多岐にわたる業務が課せられる。いくら時間があっても全てを理解し、組織を成長へと導くその職務の重さは半端なものではなく、誰しも不安な気持ちになるものである。

2　病院長の職務には計り知れない困難がある

病院長は組織の命運を握っており全ての責任を負わなければならない。うまくいかなければ、たとえタイミングが悪かっただけの理由でもその責任から逃れることはできない。

ただ、組織を自らがコントロールできるかというとそうではない。組織の誰よりも強大な権限を有しているにもかかわらず、それを強引に行使しようとすればよくない結果につながることが多い。

多くの病院長はそれまで診療科等のトップとして優れた実績を残してきたはずであり、それなりの規模の組織を牽引してきたという自負もあるだろう。それゆえに、自分は何でもできるはずと力むがゆえに、あるべき姿と逆行する行動をとりがちになる。

ここでは、ハーバード・ビジネス・スクール（以下、ＨＢＳ）のマイケル・ポーターらが主張する「新任ＣＥＯを驚かせる7つの事実」を病院経営に当てはめ、病院長の管理者としての在り方を考えていく。

なお、このことは他の幹部職員の行動の参考にもなるはずである。

ＨＢＳでは大手企業の新任ＣＥＯを集めたワークショップを開催しており、その中で発見した7

つの「意外な事実」があるという。それは以下の7つになる。「これらをいかに早く認識し、受け入れ、立ち向かうかが病院長として大成できるかどうかを左右する」という。

① 病院長が経営を担っているのではない。

病院長の多くはそれまで花形診療科を率いてくるなど、それなりの実績を残してきたわけであり、その手腕を病院全体の経営に活かせるのだと心躍るかもしれない。ただ、病院長ができることは限られており、組織の全ての意思決定に関与することは不可能である。明確な戦略を策定し、それに適合する組織をつくるなど大枠を提示することなどに着手することが望ましい。どれだけ有能な経営チームを組成できるか、そしてそのチームと責任と権限を分かち合うことも重要である。そして、そもそも未知の分野も多数あるのが普通であり、真摯に学ぶ姿勢を忘れてはならない。

② 病院長が命令を下すことはリスクが高い。

病院長は組織で最も権力を有しているが、一方的に命令を下したり、組織内部で下から上にあがって来た提案をむげに退けると痛い目にあうという。さらに、病院長が権限を発動して命令を下すと、かえって自らの権限を弱めることにつながる危険性がある。

院内で検討してきた、病院の将来に大きな影響を及ぼすわけではないプロジェクトについて最終承認が病院長にあがってきたとしよう。通常ならば認められると皆が考えていた提案を新任病院長が否決することもある。自らの権威を示そうとして。組織内部で詳細に検討してきた提案を否定すれば、その責任者はプライドを傷つけられ、最悪の場合、退職するようなこともあるだろう。

さらに、病院長に否決されないように、事前相談が増加し、病院長のスケジュールが些細な案件で埋め尽くさてしまうかもしれない。どこまでを自分に相談してほしいのか、部下に任せる範囲について線引きをする必要があるだろう。

③病院長は院内で何が起こっているかを把握できない。

病院長には院内外から様々な情報が押し寄せてくるが、信頼に足る情報ばかりではない。様々なフィルターを通した情報が上がってくるわけであり、耳の痛いことを部下たちは進言しようとしないかもしれない。病院長は特別な権限を有している。だからこそ、就任前までは何でも話し合えた同僚も態度を変えざるを得ない状況になっていく。

本当のことを知ることは容易ではないが、非公式のランチミーティングや現場視察を上司抜きに若手と定期的に実施するなど現場との接点を持たなければならない。

ただ、意見交換が有意義になるのは、それが特別なことでなく、日常茶飯事になったときだという。本音を言っても大丈夫だと確信が持てるように皆が感じられなければ、都合のいい情報だけがトップに届く。あるいは、外部の客観的な第三者の意見に耳を傾けることも有効である。

④病院長の言動の全てがそのままメッセージになる。

新しい病院長が就任すると周囲はその話題で持ち切りになる。皆が一挙手一投足までみており、あらゆる噂が飛び交う。だからこそ、その場の思い付きで発言をしようものならば、傷つく職員も必ずやあらわれる。

たいした意図がない発言であっても、皆はそう受け止めないし、組織規模が大きくなければなるほど日常のコミュニケーションが欠如するので、その傾向が助長する。病院長の発言は常にマイクで流されていると思わなければならず、拡大解釈されるものである。常に誠意と一貫性を失わずにメッセージを発し続けなければならない。

⑤ 病院長には役員会という上司が存在する。

病院長に就任するということは、院内で最も大きな権限を持ったと思うかもしれない。しかし、その喜びは束の間、さらに重要な意思決定機関があることに気づかされる。それが役員会の存在だ（理事会など名称は様々である）。

役員会は病院長を解任する権限まで有していることが多く、ガバナンスの強化という点からその威信は計り知れない。今までは1人の上司に仕えればよかったが、これからは10人程度の上司ができる。さらにそのメンバーは必ずしも医療に精通しておらず、医療制度や医療人の考えを理解していない。とはいえ、他の業界での成功者ではある。

成功するためには、この役員たちの協力を引き出し、関係を強化し協働していくことが求められる。

⑥ 病院長の目標は短期利益の追求ではない。

新任病院長は短期的な業績向上ばかりに目がいき、この加算が取れるか、あるいは無謀なコストカットに注力することが多い。

診療報酬を無視することはできないし、無駄なコストは減らすべきだ。ただ、何のビジョンもなく取れるものからとろうという姿勢は中長期の方向性と矛盾することもあるし、見境のないコストカットは将来の成長を阻害する危険性すらある。

まずは、ビジョンと戦略を提示することを優先すべきである。

⑦

病院長といえども1人の人間に過ぎない。

病院長が万能な存在かというと決してそうではない。限界を持つことを認めなければならない。

また、仕事とプライベートのバランスをとることも難しくなる。常に世間の注目にさらされ、様々な会合が目白押しになる。そして、多くの病院長が自らの存在を病院の歴史に刻むことを思い描く。

これが長期的な視点に立ってのことであれば理想的だが、自分の足跡を残そうとするあまり本来あるべき姿と違った行動にでることもある。己を厳しく律し、謙虚さを忘れず、判断や行動が正しいかどうかを振り返ることが必要だ。

そのためには、周囲の意見に耳を傾け、本音で語ってくれる第三者の存在を大切にすることも忘れてはならない。

1-2 「誰をバスに乗せるか」「誰をバスから降ろすか」

～経営者に求められる決断～

1 業務効率の向上だけでは長期的成長は果たせない

病院の収支改善を図るにあたっては病院機能に見合った適切な収入を得ることと、それに伴う支出を適正化しなければならない。両者のバランスが崩れると今日のような厳しい状況ではすぐに赤字に陥ってしまうだろう。特に、昨今は高額な医薬品・診療材料の台頭もあり、増収減益である病院が多いことだろう。

となると支出を抑制しようとコスト削減に躍起になる経営者も多いはずだ。もちろん診療材料の購入価格や人員配置、委託費の適正化など実施すべきことは多い。しかし、高度医療を提供すれば材料は大量に必要となり、マンパワーの充実は必要だ。結局、コスト削減には限界があり、収入増加が財務状況を改善に向かわせることだろう。

そこで収入増につながる業務改善から始めようという結論になる。ただ、業務改善をしただけで十分かというとそうではない。

例えば、診療報酬請求の強化やクリニカル・パスを導入し診療の適正化を図ることや、DPC／PDPSにおける入院期間Ⅱまでの退院率を高めようとすることは病院として実施することが望ましい。また、外来待ち時間を短縮するために採血待ちに工夫を凝らすことは不可欠な取り組みになるだろう。

改善活動を進めることは重要であり、それにより自発的に考える組織文化が醸成されることもある。しかし、改善だけでは長期的成長・飛躍にはつながらない。

2 長期的成長のために　ビジョンの重要性

スタンフォード大学ビジネススクールの元教授であり、現在は経営コンサルタントとして活躍するジム・コリンズは時代を超える生存の原則に関する研究を行い、長期間にわたって高成長、高収益を実現できる企業の特性を明らかにした。そのことは、『ビジョナリー・カンパニー』及び『ビジョナリー・カンパニー2』という書籍にまとめられ、ビジネス書籍として世界的な大ヒット作となった。

まず『ビジョナリー・カンパニー』では、高成長、高収益を達成する企業は、優れたビジョンを有していることが明らかにされている。

ビジョンは将来の戦略に影響を及ぼす重要要因であり、一貫性を保ちながら成長していくためには不可欠であり、優れたビジョンこそが重要である。明確なビジョンを有しているとされる「ビジョナリー・カンパニー」の業績は他の平均的な企業の業績と比べて、70年間という長期的にみて株価で15倍以上の差がついているとのことだ。

具体的には、ディズニーや3M、ジョンソン・エンド・ジョンソンなどがビジョナリー・カンパニーとされている。もちろんこれらの企業についての賛否はあるだろうが、優れたビジョンを掲げるという点は病院経営においても重要な点であるはずだ。

3 誰をバスに乗せるか?

さらに『ビジョナリー・カンパニー2』では企業が長期間にわたって飛躍するための法則を明らかにしており、そこでは飛躍する企業と短期的な成功に留まり衰退してしまった企業との違いを調査している。

そこでは、企業を飛躍させる経営者は派手ではなく、カリスマ性とは異なる地味で謙虚な存在だったことを明らかにしている。また、大きな改革やリストラに挑む経営者は持続的な成長を遂げることはできないとしており、いわゆる凄腕経営者というイメージとは異なっている。

その上で最も重要なことは、ビジョンに合う優秀な人材を選び、経営陣に迎え入れる、一方で不適切な人材については経営陣から外すことも重要であることを指摘している。

つまり、「誰をバスに乗せるか」、そして「誰をバスから降ろすか」が重要であり、何をすべきかといったことや戦略の構築については経営陣を選んでから決めている。一般的にはまず戦略をどう描くかが先であり、それに適した人材を経営陣に登用しようと考えそうなものだが、飛躍する企業はそうではないということだ。

適切な人材が経営陣に迎え入れられることによって、内部の政治的な動きは不要になり、お互い足の引っ張り合いのような事態が避けられることになる。さらに、適切な人材だけで構成された経営陣は自主的に動くことができ、飛躍に向けての強い動機を有している。このことは単に優秀な人材を集めればよいということではなく、ビジョンと価値観を共有し、真摯で誠実な人材こそが適切であり、その人材を登用することが飛躍のために大切であることを意味している。

病院経営の現場でも、適切な人材だけで経営陣が構成されていれば、むやみやたらにデータ分析をしたり、説得のための資料作成や交渉に要するパワーは簡素化されるはずである。

ただ、病院の場合には、大学医局との関係など政治的理由で本来、「バスに乗せるべき」ではない人材を経営陣に無理やり迎え入れざるを得ないケースが存在するのも事実だ。病院長、副院長等の経営陣がビジョンを共有しているか、意思疎通が図られているかは病院の成長に大きく影響を及ぼす。経営陣の一体感がないことはすぐに皆に伝わるものだし、ちぐはぐな方針は現場を混乱させてしまう。

バスに乗せるべき人材を適切に選ぶことは極めて重要な経営者の仕事である。

病院経営では診療報酬の動向をみながら、「バスの目的地」ばかりに目がいきがちであり、地域包括ケア病棟の導入など短期的な視点から有利な施策を追い求める傾向がある。確かに、有利な診療報酬を追う姿勢も今生きていくためには必要であり、全て否定されるものではない。しかし、それでは結局、中長期的にあるべき姿と乖離してしまう危険性もある。

だからこそ、ビジョンが大切であり、ビジョンを共有できる真摯な人材を経営陣に登用することが重要なのである。その意思決定は容易ではないだろう。

それができるのはトップだけであり、何か大きなものを失うリスクがあったとしても、長期的な飛躍のために決断しなければならない場面も存在する。

優秀な医師が優れた経営人材である保証はどこにもない。「誰をバスに乗せるか」、そして「誰をバスから降ろすか」という視点で病院経営に向き合っていくことも大切である。

1-3　組織変革時に求められるリーダーシップ

～まずは危機意識を高めることから～

令和元年9月26日に地域医療構想に関するワーキンググループにおいて、国は、公立・公的医療機関等の役割について、再検証すべき対象となる424病院の実名を公表した。その後、再検証により440病院程度となった。

公立・公的医療機関等は民間では担えないものを中心に据えるべきという前提であり、具体的な役割として、がん、心血管疾患、脳卒中、救急、小児、周産期、災害、へき地、研修・派遣機能をあげており、これらの9つの領域で全てにおいて実績が少ない場合を（A）とし、がん、心血管疾患、脳卒中、救急、小児、周産期について、構想区域内に一定数以上の診療実績を有する医療機関が2つ以上あり、お互いの所在地が自動車で20分以内の距離（類似かつ近接：B）を対象とした。

このリストに挙げられた医療機関にはかなりの衝撃があり、形式的であるなどと異議を唱えるところもあれば、自らの立ち位置を真摯に考え直さなければならないと感じているところもあるようだ。

もちろん再編統合は424病院だけの問題ではなく、中核病院等も含め地域全体で議論していかなければならない。ただ、再編統合は有効なリーダーシップが発揮されてはじめてなし得るものであることは間違いがない。

相手の顔色をうかがいながら、事なかれ主義的に進めていこうとしても事態は一向に改善しないだろう。地域医療を守るために誰かが本気になってリーダーシップを発揮する必要がある。

また、病院の立場からすれば組織変革が求められるわけであり、そのためにリーダーの役割は重要である。

ハーバードビジネススクールにおいて最年少で教授になったリーダーシップ論の権威であるジョン・コッターによると組織変革を成功に導くためには8段階のプロセスを経る必要があるという(図表1-3-1)。しかし、これらは簡単に進むものではなく、各プロセスで留意しなければならない事項がある。なお、理性に訴えかける分析を提示することよりも、心に響く真実を示された際に人間は行動を変えるという。

図表 1-3-1　変革を成功へと導く8つのステップ（ジョン・P・コッター）

段階	行うべき行動	留意点
1	危機意識を高め、共有する	適切な情報の可視化を行い、職員の心に響くメッセージを発信することにより、危機意識を高める。
2	変革推進チームをつくる	変革推進チームの編成にあたっては、周囲から信頼されているエース級人材を抜擢する。
3	適切なビジョンを描く	中長期的な目指すべき姿からの課題解決アプローチを採用する。単純明快なビジョンを設定する。
4	変革のビジョンを周知徹底する	職員にビジョンを強力に発信し、定着させる。説明会を実施する際には徹底的な準備を行う。
5	職員の自発的な行動を促す	ビジョンを達成するよう変革を阻む障害を取り除く。
6	短期的な成果を生む	早期に達成できる成果を優先し、着実に足固めをする。
7	さらに変革を進める	簡単に勝利宣言をしない。業務改善を行い不要な業務を見直す。
8	変革を根付かせる	新しい組織文化に沿って行動できる職員を影響力と存在感があるポストに登用する。

今回の４２４病院の指定が心に響くかというと必ずしもそうではないだろう。一定の基準により形式的に分類されたものだからだ。再編統合は多くの苦難を伴うものであり、リーダーシップの発揮なくして地域医療構想の進展はあり得ない。

以下で、組織変革時に求められるリーダーシップのあり方についてコッターによるフレームワークを用いて取り上げていく。

1　リーダーシップとマネジメントは別物である

組織を動かすには、リーダーシップとマネジメントの2つの方法がある。リーダーシップとは人の心に働きかけて、啓発と動機づけによって人を動かすものであり、マネジメントとはルールや制度を組織メンバーの行動に適用し、組織集団を動かすものである（図表1-3-2）。

リーダーシップとマネジメントは別物である。リーダーシップが極めて重要であり、十分なリーダーシップが発揮されなければ、組織変革は失敗の可能性が高くなる。

成功を収めた変革のほとんどはリーダーシップによるものであり、マネジメントによるものではない。マネジメントが強調されると組織内に官僚主義が蔓延してしまい、組織の内部に目を向けがちになる。マネジメントは、組織の公式な階層を通じて機能するものだが、リーダーシップは非公式な人間関係に依存するものである。

マネジメントは組織内の決まり事であるから、従わなければならないわけだが、それで組織変革

図表 1-3-2　マネジメントとリーダーシップ

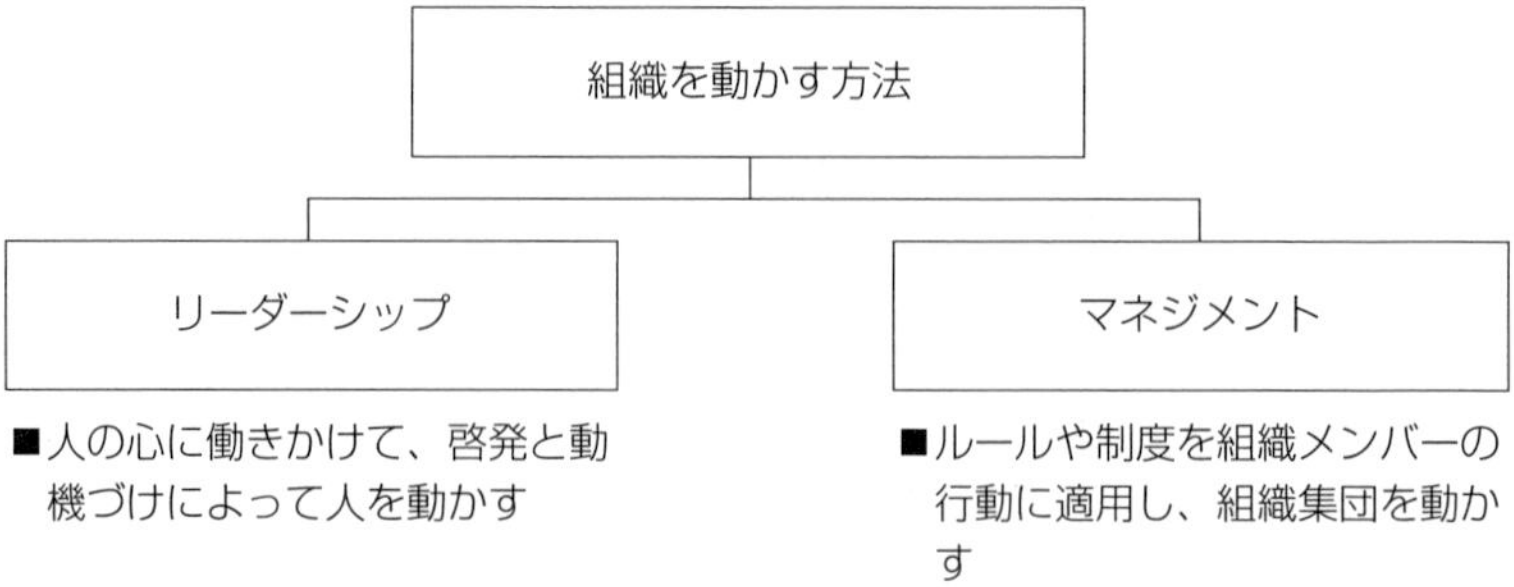
組織を動かす方法
リーダーシップ
マネジメント
■人の心に働きかけて、啓発と動機づけによって人を動かす
■ルールや制度を組織メンバーの行動に適用し、組織集団を動かす

（※）『リーダーシップ構造論』、波頭亮、産業能率大学出版より

が可能かというとそうではない。

組織変革のためにはリーダーシップが重要であり、変革には8つのステップを経る必要がある。

2　組織変革の8つのステップ

変革を収めた組織変革をみるとあらゆる事例に共通する8つのステップがあるとコッターは主張する（The Heart of Changeより）。

【第1段階】

組織変革の第1段階は危機意識を高め共有することである。ただし、どんなに優れた組織であっても、現状満足や不安、恐れが根強いことを忘れてならない。危機意識がないにもかかわらず、いきなりビジョンや戦略を策定しても失敗してしまう。ところが現実は、そうなりがちで、だからこそ組織変革はうまくいかないことが多い。結局、危機感がなければ、誰も前に向かって動き出すことはない。

【第2段階】

次に変革推進チームをつくる必要がある。熱意と意欲を示し、適切な人材をチームメンバーに加える必要がある。その際には周囲からも一目置かれるエース級の人材を抜擢することによりそのプロジェクトが本気であることを皆に示す証にもなる。

【第3段階】

将来に実現可能なビジョンを示す必要があり、1分以内に話せ、1枚の紙に収まるものとする。その際には分析を多用し、財務中心のビジョンやコスト削減を支柱に据えたものではモチベーションが湧かない。患者のためのサービス向上や地域貢献、職員の成長のような心躍るものがよい。大胆なビジョンを実現するためには、大胆な戦略を策定することも忘れてはならない。

【第4段階】

変革のビジョンを周知徹底するのが第4段階となる。できるだけシンプルに、そして心に響くようにすべきであり、複雑で官僚的なものは避けなければならない。つまり、情報を事務的に伝えるようでは変革のビジョンを周知徹底することはできない。

【第5段階】

職員の自発的な行動を促すのが第5段階である。

【第6段階】

第6段階では、短期的な成果を生むために、早期に達成できる成果を優先することが望ましい。明確な成果を示すことによって心を動かすことが有効である。成果がでるまでに時間がかかりすぎるプロジェクトに注力すべきではないし、多数に着手することも望ましくはない。ただし、真実を誇張することは慎まなければならない。

【第7段階】

簡単に勝利宣言することなく、さらに変革を進めなければならない。

【第8段階】

第7段階でやめてはいけない。変革をいかに根付かせるかが勝負である。新規採用者の研修では、組織が重視することを感動的なかたちで伝えることが有効である。それらを通じて、新しい組織が何を目指しており、なぜ成功しているかを繰り返し語る必要がある。

最後にチームを成功へと導けるリーダーにはこの人についていきたいと思わせる資質が必要であり、それは能力、人間性、一貫性から成る。容易に身に着けられるものではないが、組織変革時には重要な資質になる（図表1-3-3）。

個人も組織も変化を嫌い変わりたくないという慣性が働きがちである。変革時にはリーダーシップこそが重要である。

図表 1-3-3　リーダーシップコア

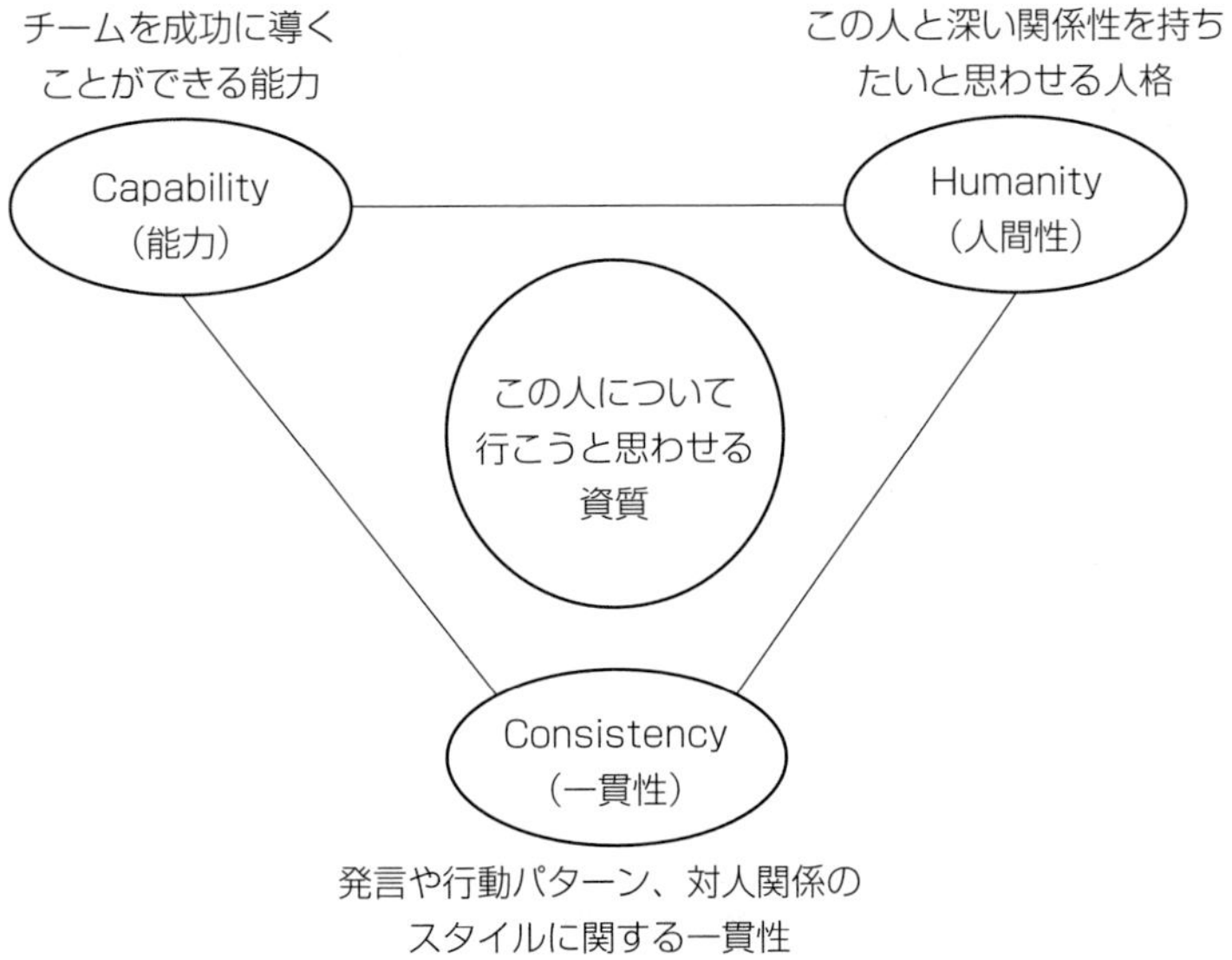

（※）『リーダーシップ構造論』、波頭亮、産業能率大学出版より

1-4　病院経営者に求められるリーダーシップ

～リーダーシップが組織を成長に導く～

1　リーダーシップの重要性

今日のような医療機関を取り巻く環境が厳しいと、トップマネジメントもリーダーシップの必要性について肌で感じる場面が多くなる。どんなに立派なビジョンを掲げても、トップマネジメントのリーダーシップなくしてビジョンの実現は困難である。多くの医療機関では、トップマネジメントといえどもプレイイングマネージャーであることも多く、日常診療が創造性を駆逐してしまい、リーダーシップという課題への取組みは疎遠になりがちである。つまり、プレイヤーとしての役割を重要視しがちになる。診療は、患者の命に係る一瞬たりとも気が抜けないものであり、医療機関の収入を形成する源泉でもあるので、トップマネジメントが診療に勤しむことは自然なことともいえる。しかし、診療を率先して行いさえすれば、職員は自分を慕ってくれ、ビジョンが浸透するわけではない。優れた診療実績をあげ医療チームを率いていくことは、職員から信頼される重要な要素であるが、優れた医師であることが必ずしも優れた経営者であることを意味しない。つまり、診療面と経営面では発揮すべきリーダーシップが異なるといえる。診療におけるリーダーシップは優れた技術と患者に対する対応が重要な鍵を握る。しかし、経営におけるリーダーシップは、診療科の壁を越え、組織全体をビジョンに沿って１つの方向に動かしていくことが求められる。これは、多くの専門職が固有の価値観を持ちながら集う医療機関においては、非常に難しい問題となる。この課題に対する解決の方向性が見えないため、診療さえ真面目にやっていれば、経営は磐石であるはずと思い込み、リーダーシップの問題には目を背けてしまうトップマネジメントもいるかもしれない。しかし、これではビジョンと戦略は実現されず絵に描いた餅に終わってしまう。１人の医師としてだけではなく、組織のトップとして、リーダーシップをいかに発揮すべきかを真剣に考えることが求められている。

2　リーダーシップに関する一般的な誤解

リーダーシップが非常に重要になった今日においても、リーダーシップへの誤った解釈が後を絶たないのが現実である。正しい認識なくして、有効なリーダーシップの発揮はあり得ないことから、リーダーシップに対する一般的な誤解を整理していく。

まず１つ目は、リーダーシップは先天的なものであるという誤解だ。リーダーシップをカリスマと同義であると考え、自分にはカリスマ性を発揮することは無理であるし、似つかわないと考える方もいる。確かにカリスマ性とリーダーシップには相通じるところもありそうな感じがする。しかし、カリスマ性を備えていなくても立派なリーダーは多数存在するし、カリスマ性がリーダーとしての仇になるようなこともあるかもしれない。リーダーシップ研究では、リーダーシップは先天的なものではなく、後天的に身に付けることができると言われている。つまり、生まれながらにして神から授かったものではなく、学習することにより、リーダーとして成長することが可能となる。多くのトップマネジメントにとって、あるべきリーダーへの道には障害が幾度も訪れるものだ。しかし、その原因は自分の中にあるものであり、適切なアプローチ方法により乗り越えることができるだろう。

2つ目は、業務上の地位に紐付けられるものと考え、適切な管理を行えばリーダーシップが発揮できるという誤解である。医療機関では、医療法で病院長が管理者として位置づけられ、行政からの監督機能にも重点が置かれていることから、マネジメント=管理と捉え、リーダーシップについても管理の延長線上にあるものと勘違いされているケースが少なくない。しかし、規則等に基づいて組織運営を行う管理監督とリーダーシップは異なるものである。管理をすることは、規則に基づけばよく、一定の知識と経験があればできるルーチンワークの範疇で行える。しかし、リーダーシップは、より高次元で創造性を要するものであり、置かれた環境やその方の個性等により適切なスタイルは異なるものであり、その点に十分配慮することが求められる。

3　リーダーに求められる特性

リーダーシップ研究は、特性論からはじまり、リーダーが有する個性に注目が行われた。ここでは、5つのリーダーシップが持つべき特性について言及する。

まず1つ目に、リーダーは誠実さを持ち続けることが必要である。誠実さは、医療機関を経営するリーダーにとっては、最も重要な特性の1つと言えるだろう。たとえ誰も見ていないところであっても患者を中心に据えて常に誠実な意思決定を行わなければならない。医療法や診療報酬等に対する遵法経営は当然のこととして、医療人としての崇高な倫理観を持つことが求められている。

2つ目に、リーダーは謙虚さを持ち続けることが必要である。多くの職員に崇め奉られたリーダーの多くは、トップマネジメントしての在職期間が長くなるにつれて、自らの存在を必要以上に誇示するようになり、謙虚さを失っていくこともある。特に周囲にイエスマンばかりが集まる組織の場合には、その兆候が如実に現れる傾向がある。しかし、謙虚さを失ったリーダーには、表面的には服従していたとしても心の底では反感を持っており、慕われるリーダー像からはほど遠くなる。ビジョン実現のためには、リーダーが職員から慕われることが望ましく、そのためには謙虚さを兼ね備えることが必要である。

3つ目に、リーダーはビジョンの実現に向けて情熱を持ち続けることが必要だ。リーダーの情熱が、ビジョンに対する職員の共感を呼ぶ。情熱的であるというと職員の前で夢や理想を語るような立派な演説をする場面を想像されるかもしれないが、必ずしも饒舌である必要はなし、演説が上手

図表 1-4-1

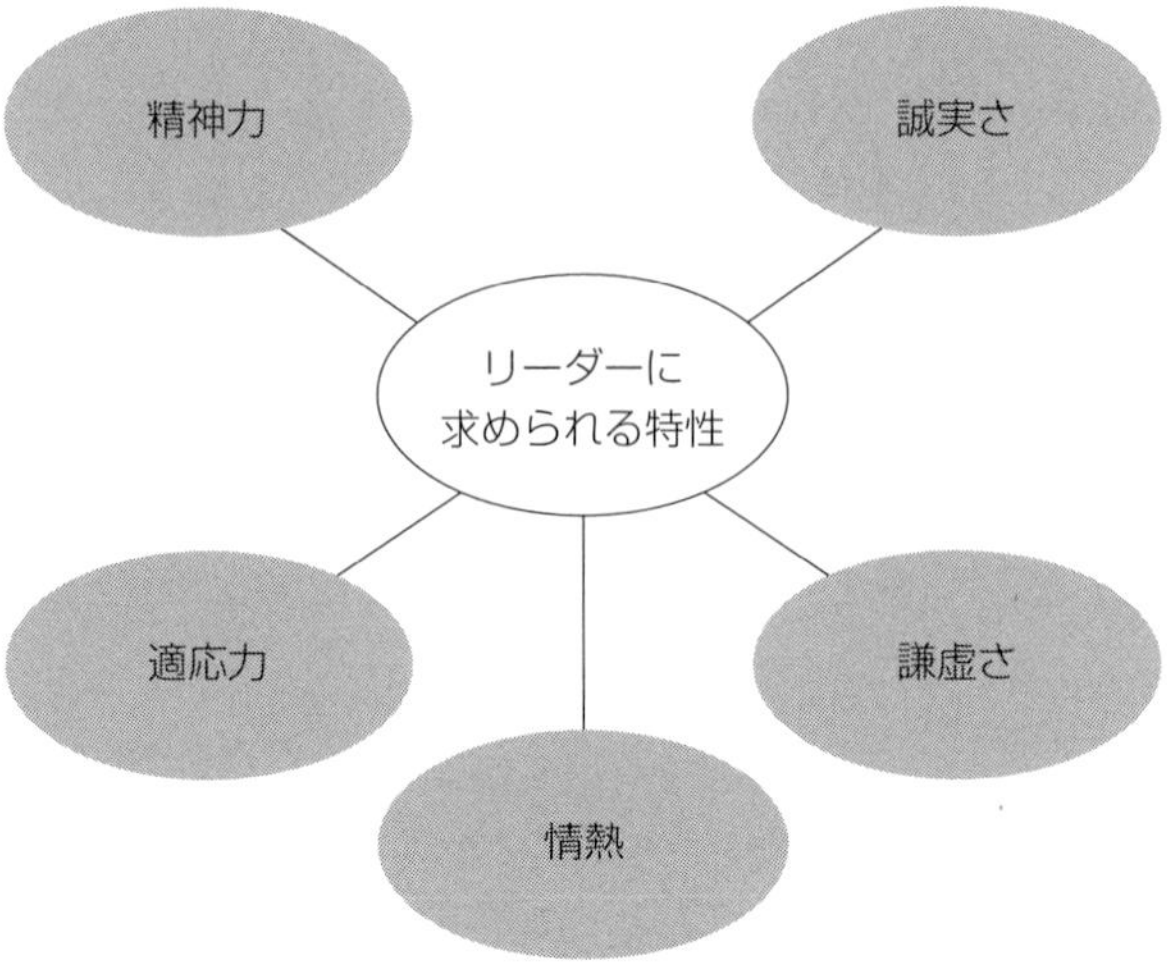

でなくても問題ない。ビジョンを実現するための情熱の持ち方、表現の仕方は各人によって異なる。静かに黙々とビジョンに沿って働くことにより、自らの背中を見せビジョンを浸透させていくリーダーもいるだろうし、大勢の前ではなく職員1りひとりに語りかけるようなリーダーもいる。いずれにしろ、ビジョン実現のための情熱の炎を静かに灯し続けていれば、やがて周囲に燃え移り火の粉が舞うようになっていくだろう。

4つ目に、リーダーは適応力を備えていることが必要である。医療機関経営は先が見えない時代に突入している。常に敏感にあらゆる情報を吸収し、柔軟な意思決定を行える適応力がこれからのリーダーには求められている。変化を受け入れる姿勢を身に付ける意識を持たなければならない。

最後に、リーダーは強い精神力を備えていることが必要となる。リーダーは院内からも院外からも常に注目されている。本人は意識していなくても、行動の1つひとつが強烈なシグナルを発するものである。ちょっと気難しい顔をしただけなのに、経営が危険な状況に陥っている等と過大解釈されることもあるかもしれない。常にプレッシャーの中に身を置かなければいけないので、時には弱気になることや、感情的になるようなこともあるだろう。しかし、リーダーは常に自制心を持ち前向きな姿勢を貫くことができる精神力を意識して磨いていくことが求められている。

リーダーに求められる特性としてこの他にも様々なものが挙げられたが、統一的な見解が得られず、リーダーシップ特性論を科学的に明らかにすることは難しかった。

4 リーダーシップの類型

次に注目されたのがリーダーシップ行動論であり、１９６０年頃に注目された。このリーダーシップ行動論によるとリーダーシップは、図表に示すように、業績軸と人間関係軸の二軸に基づいて類型化することができる。一般的に業績軸をＰ機能（Performance 機能）、人間関係軸をＭ機能（Maintenance 機能）と呼び、業績にも人間関係へも配慮するＰＭ型、業績には目を向けるが人間関係は重視しないＰｍ型、業績は重視しないが人間関係への配慮は怠らないｐＭ型、業績にも人間関係にも配慮しないｐｍ型の４つのタイプに分類することができる。

業績軸（Ｐ機能）を重視するリーダーシップは、仕事中心のリーダーであり、組織が将来のある時点でどうありたいかという組織の進むべき明確なビジョンと戦略を提示し、それを職員に共有させることにより、業績目標を中心とした指示命令を発するタイプである。このタイプのリーダー

図表 1-4-2

―― リーダーシップの類型 ――

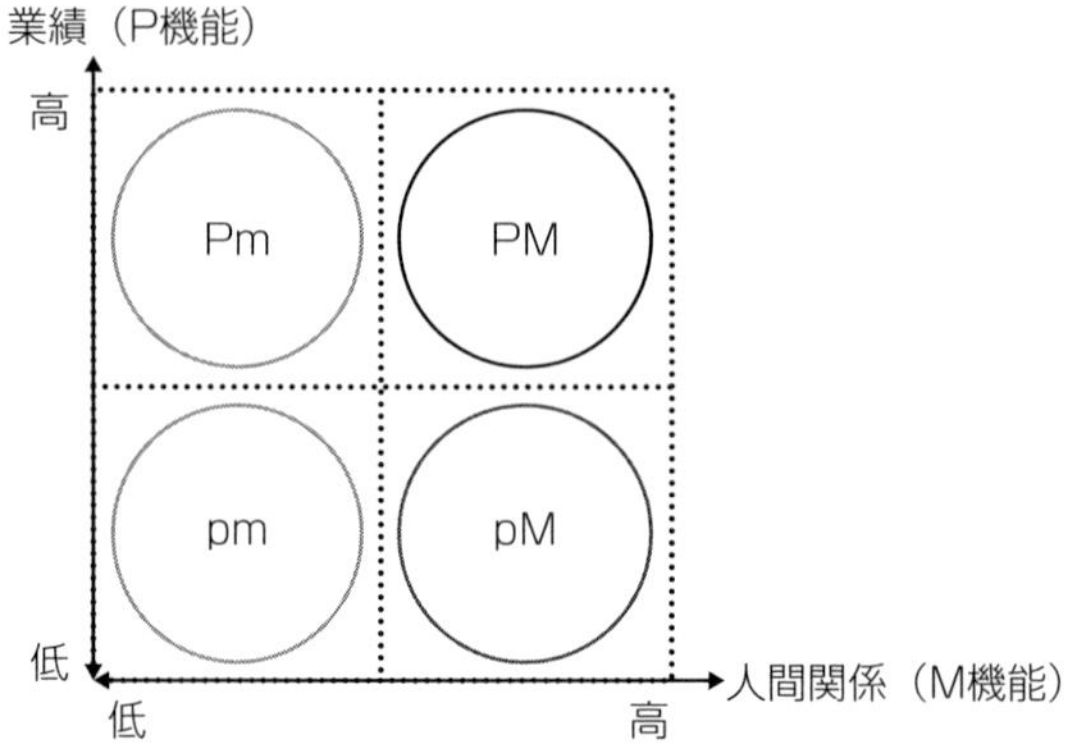

出所：三隅二不二のPM理論

は、多くの方が想像するリーダー像と重なるところが多いだろう。ビジョンを掲げ、その実現へ向けて組織を一枚岩にして突き進ませるために、具体的で明確な目標業績指標を設定し、それに基づいて組織を牽引するようなリーダーシップがこの類型の典型例として挙げられる。ビジョナリー・リーダーとも言われるこのタイプのリーダーシップを発揮するためには、ビジョンの納得度が高く、職員がビジョンに共鳴しているだけではなく、トップマネジメント自身に何らかの魅力があることが前提となる。さもなければ職員からの反発を買いビジョンの実現が妨げられるかもしれない。

一方で、組織における人間関係軸（M機能）を重視するリーダーシップもある。このタイプのリーダーは、良好な人間関係を育むために職員に常に気を配り、尽くすような態度を取ることが多いため、職員を「あの人のためだったら頑張ろう」という気持ちにさせることができる。このタイプのリーダーは、サーバント・リーダーとも言われ、医療機関のように固有の価値観を持つ専門職の集合体に、共通のベクトルに沿った行動を求める際には効果を発揮する。ただし、サーバント・リーダーとして周囲から認められるためには、常日頃から職員の輪の中に入って行き、その声に耳を傾けることが必要になる。さらに、職員の成長を心から願い、その支援策も実施する必要がある。医療人として患者さんへの奉仕の精神を忘れないことはもとより、職員へも奉仕してこそ、認められるリーダーシップがサーバント・リーダーシップなのである。

5　PM理論

１９６０年代に盛んに研究されたリーダーシップ行動論の代表的な研究として、１９６４年にテキサス大学のブレイクとムートンによるマネジリアル・グリッドと１９６６年に三隅二不二によるＰＭ理論がある。この研究は、業績と人を軸としたフレームワークという意味で共通点がある。ここでは、リーダーシップを業績軸（Ｐ機能）と人間関係軸（Ｍ機能）に分け、いずれも高いＰＭ型が優れているという。この結論は、直感的にも理解しやすく、過去の経営学における実証研究でも証明されている。トップマネジメントのリーダーシップを評価する際には、Ｐ機能が何点、Ｍ機能が何点と評点を付けた上で、Ｐ＋Ｍの足し算ではなく、Ｐ×Ｍの掛け算で最終的な評価を行う。例えば、各機能を10段階で評価した場合に、業績軸（Ｐ機能）が９点で人間関係軸（Ｍ機能）が６点の場合には、総合評価としては54点ということになる。つまり、業績軸だけが非常に高くても、人間関係軸が低い場合には、総合評価は低くなる。極端なケースだと、業績軸が満点であっても、人間関係軸がゼロ点であれば、P×Mの積はゼロになる。業績中心にリーダーシップをいかに高めようとも、人間関係への配慮がなければ、リーダーシップは有効に機能しないことを意味する。

ただそうは言っても業績軸と人間関係軸のいずれも高得点を取ることができるトップマネジメントは多くはないのが現実だろう。自らの個性を勘案して、どのようなリーダーシップを発揮したいのか、いずれの軸を重視すべきなのかを考える必要がある。その際には、まず自らが4つの象限のうちどこに位置付けられるのかを客観的に把握する必要がある。経験が長くなるにつれて、自らのリーダーシップを過信してしまう傾向があり、真の姿を客観的に把握することが難しくなる。出発点は、自らと組織の現状を知ることである。その上で、どのようなリーダーシップを発揮すべきかを、自院のビジョンとの整合性も考慮しつつ、戦略的に進めていくことが求められている。

6 リーダーシップ論　その後の展開

リーダーシップ特性論や行動論が台頭したその後、1960年代後半からコンティンジェンシー理論が登場する。これは、条件適合理論ともいわれ、有効なリーダーシップは状況により異なるという。この名称が有名になったのは、1967年にハーバード・ビジネス・スクールのローレンスとローシュが著した『組織の条件適応理論』である。ただし、コンティンジェンシー理論のこの条件があまりに複雑化したため、科学としての普遍性に欠けるという問題をはらんでしまった。

また、リーダーシップ交流論が１９７０年代から提唱され、リーダーと部下（フォロワー）の相互交流に着目がされた。これ以前のリーダーシップ研究ではリーダーの特性や行動に着目されたが、ここではフォロワーとの心理的な関係に注目している。

さらに１９８８年にはハーバード・ビジネスのジョン・コッターに代表される変革型リーダーシップが提唱され、その後も多様なリーダーシップ論が展開されている。

1-5　質の低下は信頼を損ね顧客を失う

～自らのドメインを考える～

1　訪日外国人観光客数の増大とその影響

外国人観光客等が増加し続けており、以前に比べると街中のあちこちで様々な言語が飛び交っているようだ。

２０２０年の東京オリンピック・パラリンピックの影響もあるのだろうが、宿泊するホテルが足りず民泊なども行われているし、ホテルの建設も相次いでいる。永遠に観光客が増え続けるのかはわからないが現在の活況ぶりから企業も強気の姿勢を貫いている。

特に顕著なのが都市部のホテルであり、以前よりも何割も高い金額での宿泊を余儀なくされる。高級ホテルなどは見かけ上、ラウンジを改装して、少し見栄えをよくするのに合わせて、価格引き上げが行われるとも聞く。需要と供給の法則という点ではある意味、合理的な企業行動と説明されるかもしれない。リニューアルオープンという名目が立つし、ホテル側からすれば需要が多く価格引き上げで対応することはやむを得ない対応と回答してくるはずだ。

ただ出張で宿泊が必要な場合には、東京などでは支給される手当で泊まれず、持ち出しになってしまうこともあるようだ。さらにリニューアルオープンに合わせて、サービスの質が低下することもある。

今まではラウンジでアルコールや軽食を無料で提供していたところが、その時間を短くしたり、明らかにコスト削減と思われるメニューになることもある。ただ、頻繁に訪れない外国人を対象にするならば、過去のサービスにとらわれない方が利益率を高めることができるわけであり、収益性を最大化したいと考える企業であれば思い切った手を打ってくることもあり得る。そして、過去のアテネや北京オリンピックでは開催期間中3倍以上の客単価に跳ね上がった実績があり、今後、東京でもこの傾向がより一層強まる可能性もある。

ホテル産業と医療を同列に比較することはできない。そもそも医療では人口減少により供給が需要を上回ったからといって価格を下げることはできない。診療報酬という公定価格があるからだ。その一方で一部の選定療養費を除いては、ブランド病院や名医にかかれるという理由で価格が上がることもない。

ただし、前述したホテルのようにサービスの質を下げた際の顧客の反応には共通点があるのではないだろうか。ホテルも外国人を狙い価格を引き上げ、かつサービスの質を落とせば短期的には利益が増えるかもしれない。しかし、かつての常連客達は冷ややかな反応をし、そのホテルから足が遠のいてしまうだろう。

需要があるときには、企業は気づかないかもしれないが、本当に愛してくれる長年の優良顧客を失ってしまえば中長期的には収益性は悪化する恐れもある。ましてや現在の需要がオリンピック・

パラリンピック以降に激減するようなことがあったら、どうするのだろうか。そのときに、もう一度サービスを復活させようとしても顧客の信頼は元には戻らないだろう。

ブランドは長年の信頼関係によって築かれる。だからこそ、どんなに需要過多なときであっても適切な対応を怠ってはいけない。

2 医療におけるサービスの質

ここでは医療におけるサービスの質について考える。患者は病院にかかりたいと思っているわけではなく、病気を治したいと思って医療機関に来院するわけだ。だとしたら、きちんと治して帰すことが我々には求められている。最後まで患者を見捨てず、困った時には適切な対応をすることこそが使命である。

急性期から慢性期、そして精神など様々な機能の病院があるわけで、役割はそれぞれ異なる面があるのは事実だ。しかし、治療をして1日も早く帰すことが医療機関の役割に他ならない。口コミなどで噂はすぐに広まる。あの病院に行ったら、死亡退院しかないと噂されるのは不名誉なことだし、そうなると患者は来ないし、優秀なスタッフも集められない。

だとすれば、平均在院日数を調整して、病床稼働率を維持しようなどという議論は通常出てこないはずだが、財務状況が厳しい病院が多いため、「経営のため」という掛け声のもとであるべき医療とはかけ離れてしまうこともある。もちろん一時、空床ができることもあるが、いい医療を提供していれば必ず患者は集まる。もちろん人口減少の際にはダウンサイズなど提供する内容そのものを調整すべきときもある。

さらにホテルと同じく、病院も食事や接遇に十分に配慮すべきであろう。過剰である必要はないが、我々もサービス業なのであるから、入院中の大切な楽しみの１つであるおいしい食事を提供し、優しさが感じられる対応が求められている。自分の家族や愛する人がこの病院にかかってよかったと思える水準を目指さなければならない。

繰り返しになるが、病院は保険診療を行う以上、そこでの価格を引き上げることはできないが、評判はついて回る。医療は需要を喚起することができない。診療を誘導するようなことは法律で禁止されているし、そもそも病気をつくりだすこともできない。我々の本来の役割は病気を撲滅させることである。限られた需要であるならば、その期待に応えられる質の高いサービスを提供しなければならない。あまりにも当然だがそのような姿勢を忘れてしまった病院もあるように感じる。

3　自らのドメインを考える。

地域医療構想において求められている機能分化は効率的な医療提供を行うためでもあるが、経営という観点からも重要であることは言うまでもない。経営学の用語でいえば、ドメイン（生存領域）を考えるということに他ならない。これは現在から将来にわたって、「自院の事業はいかにあるべきか」を決定することである。

経営者は、自らがどの領域で勝負するのかを決定しなければならない。そして、ドメインは顧客に認められてはじめて成り立つものであることをドメイン・コンセンサスという。患者から認められ、信頼されてこそ、そのドメインで生きていけるということである。

最後に、マーケティングの神様の1人といわれるハーバード・ビジネス・スクールのセオドア・レビット教授の言葉をここで引用しよう。

「いつかレオ・マックギブナはこういった。『昨年、4分の1インチ・ドリルが100万個売れたが、これは、人々が4分の1インチ・ドリルを欲したからではなく、4分の1インチの穴を欲したからである。』そして、こう続ける。『人は製品を買うのではない。製品のもたらす恩恵を買うのである。人が金を使うのは、商品やサービスを手に入れるためではなく、買おうとする商品やサービスが自分にもたらしてくれると信じる期待価値を手に入れるためである。人は4分の1インチの穴を買うのであって、4分の1インチ・ドリルを買うのではない』」（レビットの『マーケティング近視眼』）。

かつてアメリカの鉄道会社は独占状態の利益を享受していたわけだが、自らのドメインを「鉄道」と定義した。もしも市場ニーズをくみ取り「輸送」手段と定義したのならば、航空機、乗用車など多角化を考え、斜陽産業になる道を避けられたかもしれない。

時代の流れによって病院の立ち位置も変わっていく。将来を見据えたドメインの設定が必要である。

1-6 顧客の声に耳を傾けよ
～イノベーションのジレンマが教えてくれること～

1 マーケティングの3C分析

マーケティング分析において、3Cは有名である。3つのCは、Customer（顧客）、Competitor（競合）、Company（自社）のことであり、とかく自社のことばかりを考えがちだったりするが、3つをバランスよく分析し、検討する必要がある（図表1-6-1）。

病院でも企業同様にマネジメントが求められることからすると、3C分析は有効なフレームワークの1つといえるだろう。

まずは顧客（患者）という視点からは、市場環境を考慮する必要もあり、市場規模や市場の成長性によって業績は異なってくるものであり、その分析は欠かせない。さらに、顧客の声に耳を傾け、そもそも患者が何を求めているかを知ることも重要である。

また、顧客ニーズを把握する一環として、各医療機関では患者満足度調査が行われ、意見を集め、それに対する回答が行われている。調査を形式的に行うのではなく、その結果を実のあるもの

図表 1-6-1

――3C――

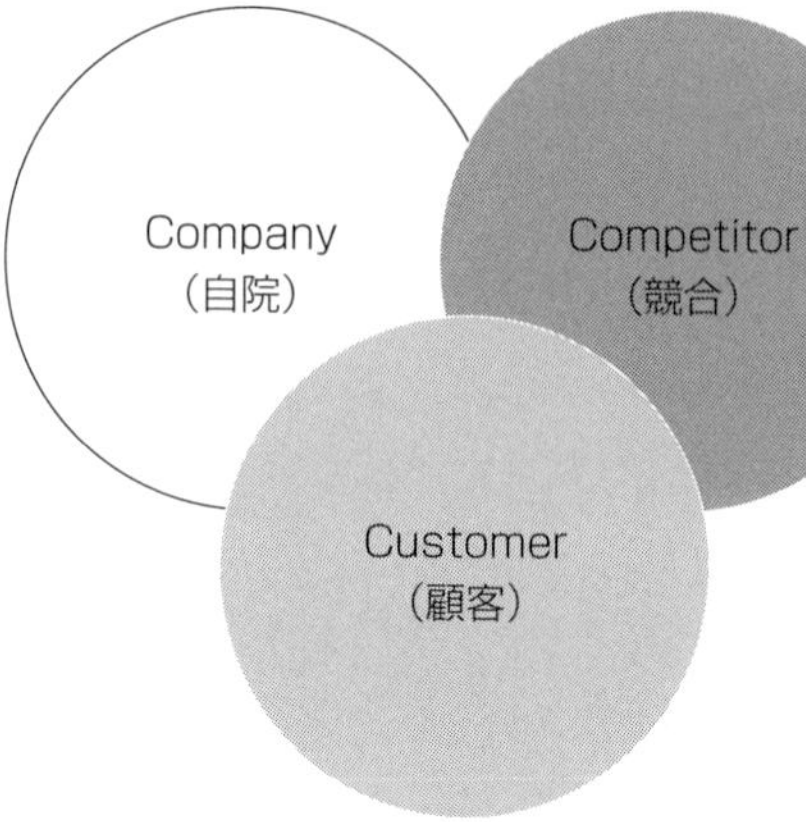

として病院経営に活かしていくことが期待される。ただし、これらの調査結果を要約すると、入院は概ね評判がよく、外来は不満足になりがちな傾向がある。これは医療の必要度も関係していると私は考えている。

入院は医療必要度が高く、かつ長時間スタッフとの接点が生まれるため医療職の献身的な姿勢が伝わるのではないだろうか。一方で外来は待ち時間などのクレームが多くなる。もちろん医療機関の対応が足りないという面もあるわけだが、本来、自院で診なくてもよい患者を多数受け入れれば待ち時間は避けられない。かかりつけ医との役割分担が重要である。

次に競合について考えることも重要である。

企業であれば、ライバルの価格設定や新製品投入などの動向が重要になるが、これは医療機関でも同様である。近隣の医療機関が何を目指しているのか、その結果どのような行動にでるのかは自院に甚大な影響を及ぼす。

医師会等の様々な会合を通じて医療機関の場合には企業よりは横の連携の裾野が広い印象がある。ただ、そうはいっても、ライバルという一面もあり、探り合いは行われている。地域医療構想で機能分化が求められており、それが効率的で効果的な医療提供体制につながることが期待されるわけだが、各医療機関の立場からはきれいごとでは済まされない問題でもある。

常に競合との関係が自院の未来に影響を及ぼすことを忘れず、機能分化と連携を進めていくことが求められている。

そして自院についても当然、考慮する必要がある。

ただ、病院の場合にはCompanyの要素が強すぎて、自らが何をしたいのかばかりに焦点が当てられるケースが多いように感じる。もちろん、何をしたいかは重要である。夢や理想を追うからこそ、優秀で熱意のある医療職が集まるわけで、現実ばかりを見ていたら医療のイノベーションも生まれないだろう。

ただ、私たち医療機関は地域を支える責任があるわけであり、何を求められているのか、そして地域に不足する機能は何なのかを自問自答することは大切である。

2　イノベーションのジレンマが教えてくれること

ビジネスでは、まずは顧客の声に耳を傾けよ、そうすれば経営はうまくいくと主張されることが多い。ただ、それで盤石かというとそう簡単なことではない。

顧客の声に耳を傾けるだけでは破綻してしまう危険性があることをハーバード・ビジネス・スクールのクリステンセンは「イノベーションのジレンマ」で述べている。優れた企業は、優れているがゆえに破壊的技術を見くびってしまい、その破壊的技術の進歩によって衰退の道をたどるという。この破壊的技術とは、既存の評価基準に照らすと既存の技術よりも一見劣っているように感じられる技術のことをいう。

この傾向はリーダー企業にしばしばみられ、新規参入を過小評価してしまうことにより生じる。徹底した顧客志向であることが失敗を招く。優れた企業は顧客の声を聴き、それを的確に製品に反映している。だからこそ、優良企業なわけであるが、既存顧客に忠実であり過ぎるがゆえに、新たに出現した小さい市場には目もくれないという失態を犯してしまうわけである。これを破壊的イノベーションとクリステンセンはいう。

このジレンマに陥らないためには、社内で別組織をつくり、異なる評価指標で管理していくことが重要であり、これが大企業病に陥らない秘訣となる。既存技術にこだわるがあまり次のイノベーションに追いつけなくなることは医療でも通じるのではないだろうか。

3　技術のSカーブ

イノベーションのジレンマの教えは、技術のSカーブにも共通する考え方である。世界的に有名なコンサルティング会社であるマッキンゼーのリチャード・フォスターは１９８６年に「Innova-

図表 1-6-2　技術の S カーブ

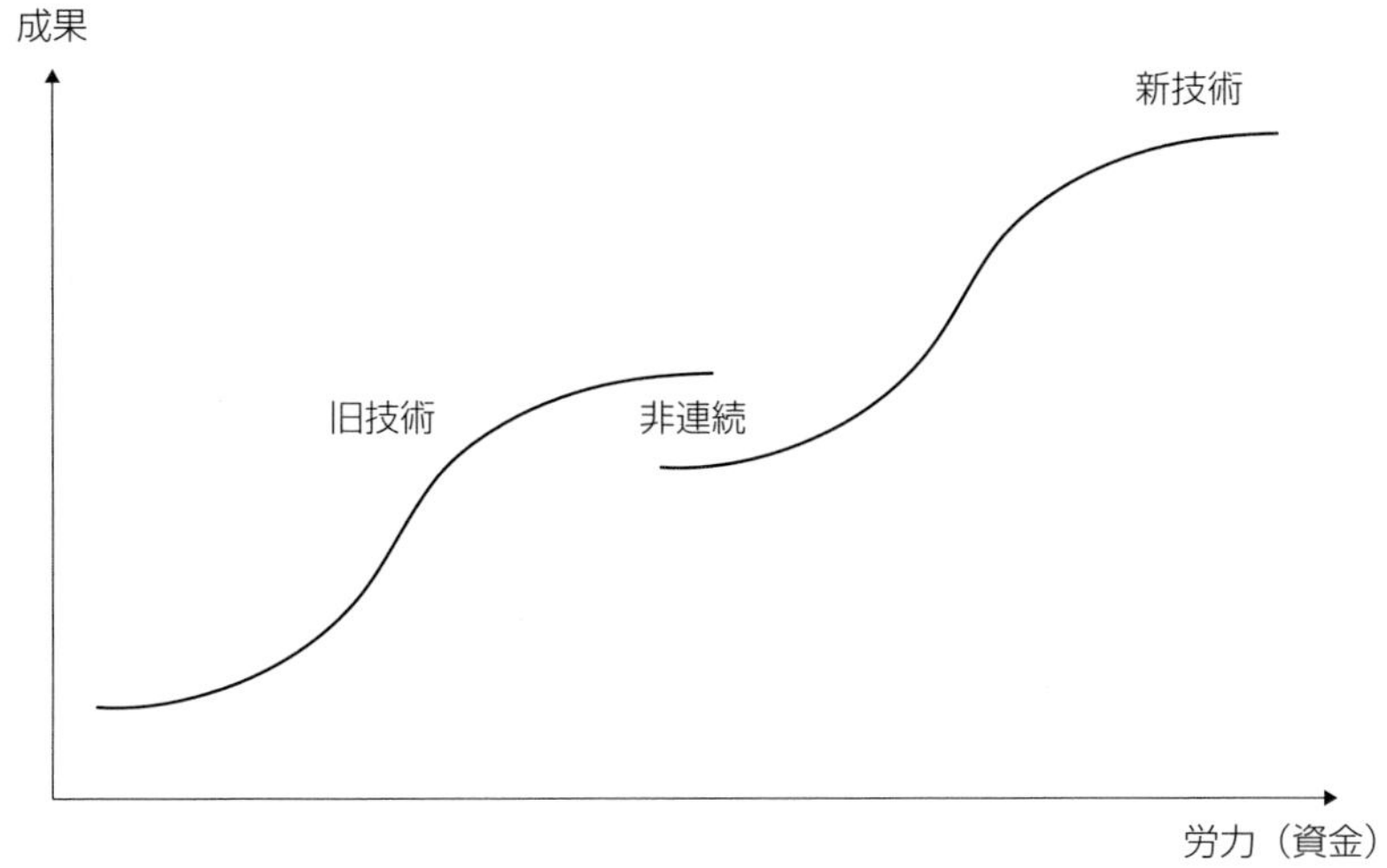

tion: The Attracker's Advantage」で技術にS字のカーブがあることを明らかにした（図表1－6－2）。

横軸には投入した労力（資金）をとり、縦軸には技術の成果がとられており、イノベーションには非連続性があるという。新しい技術の開発は、当初は労力に対してなかなか成果が上がらないものだが、労力をかけ時間が経過するにつれて劇的な成果が生まれていく。

ただし、その技術も成果が上がらなくなり、どこかのタイミングで別の技術に置き換わっていく。ある技術の進歩が限界に近付いたときには、その周辺で別の技術が探索されていることが多く、それらは非連続でかつ技術的なつながりがないものである。

リーダー企業が既存技術にこだわっている間に、ベンチャー企業が別の技術を開発しているかもしれない。技術のSカーブの教えである、適切なタイミングで新技術を採用できるかどうかは医療機関にとっても重要である。

図表 1-6-3　製品ライフサイクル

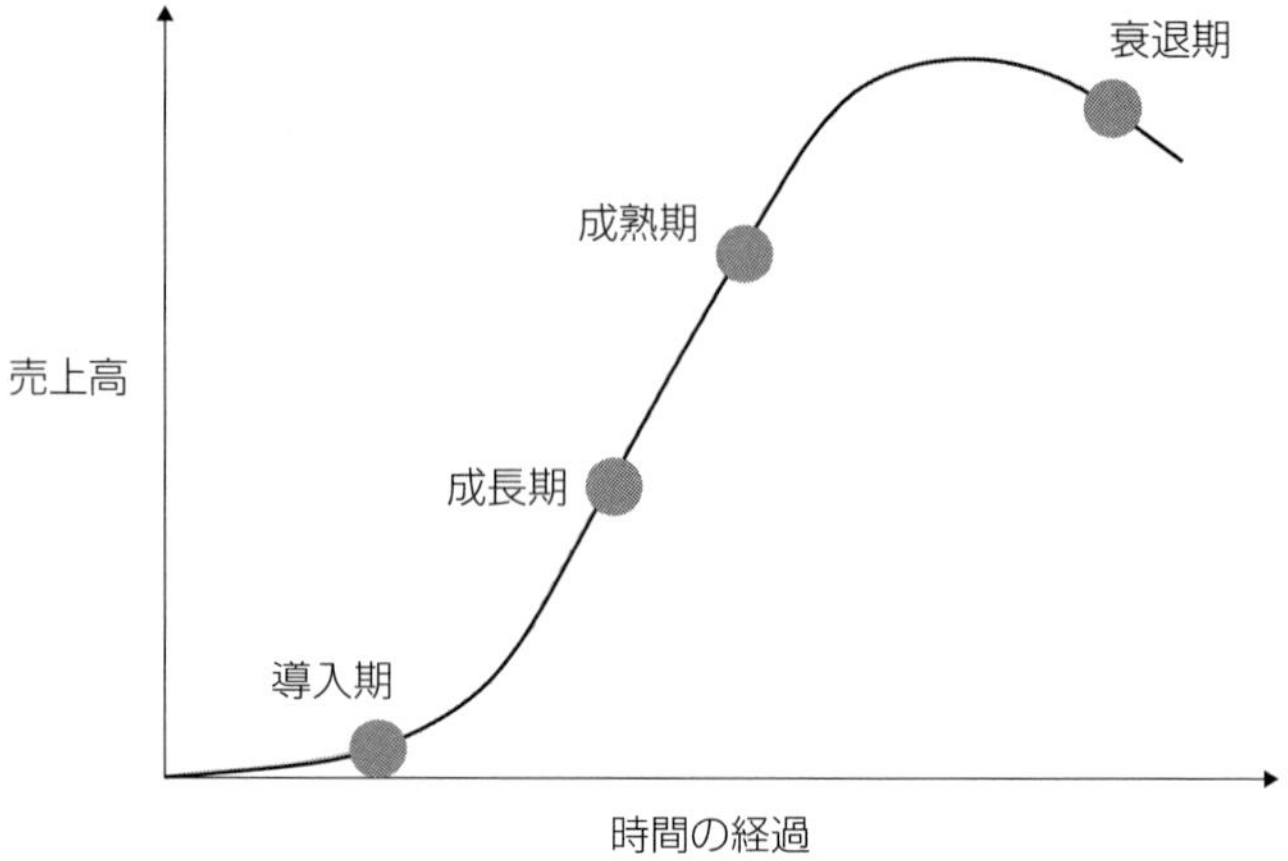

この技術の動向には常にあらゆるアンテナを張っておく必要がある。これらは高額投資とも関係するものであり、投資のタイミングを見誤らないようにしなければならない。

なお、この考え方はＰＬＣ戦略を援用したものである（図表1－6－3）。ＰＬＣはプロダクト・ライフ・サイクルのことであり、これはＰＰＭ分析の前提にもなっている考え方である。

プロダクト・ライフスタイルは、製品は誕生から衰退を迎え、各段階において取るべき戦略は異なるという有名なフレームワークである。

1-7 相反する資本と組織をどう考えるか

～病院経営者はそのバランスを重視すべき～

1 所有と経営の分離 専門経営者支配

法律的に企業の所有者は株主とされ、私的な利益を追求するために設立したのが株式会社である。

設立する目的は利潤の追求であるから株主は自らの利益を最大化するよう様々な施策により社会に付加価値を提供しようとし、配当あるいは解散時には残余財産の分配請求権を有することになる。そして、株主と経営者が同一であれば所有経営者が自らの利益のために働き利害の不一致は生じない。

しかし、今日の大規模化された株式会社は必ずしもそのような形態にはなっていない。法的には株主が所有者であることに変わりはなく支配権を有している。企業の最高意思決定機関が株主総会と位置付けられて基本方針や重要事項がそこで決議されていることからも明らかである。

ところが、実際には必ずしも株主ではない専門経営者が台頭しており、「所有と経営の分離」、あるいは「専門経営者支配」という現象が起こっている。

経営学の世界では1932年にバーリとミーンズがこの現象を指摘し、所有経営者から専門経営者に移行していることがはじめて明らかにされた。その後、専門経営者支配はさらに進み、今日の大企業の多くは所有に基礎を置かない経営者が業務執行を行っている。

所有と経営の分離が進んだのは、必要資本が増大したことに伴い組織が拡大され、その管理運営が複雑になったからである。

大きな利益をあげるために必要な資本規模が大きくなり、その資金を調達するためには単一株主からの出資では足りず、大量に株式を発行し多くの株主を集める必要が出てくる。その株主の中には必ずしも事業そのものに興味を持っているわけではなく、配当やキャピタルゲイン（株価の値上がり益）の獲得だけを期待しているケースもあるだろう。

そこで、専門経営者に委ねようという発想がでてきたわけだ。さらに、資本規模の増大により組織も拡大し、その管理運営はより専門家に任せた方が効率的であることがこの流れに拍車をかけることになった。

2 資本と組織の相反

企業は株主から資金を調達し、雇用を生み出し、製品・サービスから利益を創出し、資本の増殖を図ることが目的である。この仕組みで重要なのは資本であり、さらにその資本を利益に転嫁させる人の集まりである組織となる。

資本は利益を生み出し、増殖させることが目的であるのに対して、組織はしばしば保守的になり、肥大化していく傾向がある。この資本と組織は、企業経営にとって不可欠であるものの、しばしば相反する性格を有することになる。

資本は増殖を目指すため、常に売れる製品やサービスに傾注することになり、それ以外は排除しようとする。ある意味、市場原理に沿った意思決定が行われ合理的とも考えられる。

一方で組織は保守化の傾向があるため、前例踏襲が行われたり、手続き重視になりがちで不要な業務を大量に生み出してしまい、結果として肥大化していく結末を辿りがちである。その典型が官僚制組織といえるだろう。

マックス・ウェイバーが提唱した官僚制組織は、合理的・合法的権威を基礎とした組織運営の方法であり、有効に機能するケースも存在する。しかし、資本という概念を伴わないため、硬直的になりがちで特に環境変化が激しいときには弊害をもたらすことも指摘されている。

だとすると、組織よりも資本を徹底して重視すれば、経営がうまくいくかというと決してそうとは言えない。株主の利益を重視し、収益性だけを重視するようになれば、確かに財務的な基盤は強くなるかもしれない。

しかし、短期的利益ばかりが重視され、中長期的に必要な投資が行われなくなる危険性があるし、職員のモチベーションが下落してしまうかもしれない。組織は人によって成り立つわけだから、これでは有効に機能しないことは明らかだ。

結局、経営者は資本と組織という相反するものを調和するような意思決定を行う必要がある。

3 経営者はそのバランスを

このことは、株式会社の状況であり、医療はその非営利性から配当を行うことができず、大企業ほどの規模がないため、必ずしも所有と経営は分離していないケースも多い。実際に、多くの医療法人などは所有者と経営者が一致しているのではないだろうか。

しかし、診療報酬のマイナス改定など医療環境の変化により、専門経営者が求められる時代が来ているのかもしれないし、一部、そのような動きがあるようだ。

病院の場合には資本よりも、労働集約型の産業構造であるため人が集まってできた組織に力点が置かれることが多い。医業収益の約50%が人件費であることからすればその管理運営やモチベーションをあげることは病院経営者にとって重要な役割となる。

しかし、組織は保守化し、肥大化していく傾向があるわけだから、そこに一定の資本の論理を働かせることもまた経営者の役割といえる。特に診療報酬で人を増やすほど増収になった時代には採算性を考慮せずにとにかく施設基準などを追いかける病院は多かったことだろう。

確かにその時期はそれが適切な道だったのかもしれないが、いつまでもその発想を捨てきれないようだと組織は肥大化を続け、たとえ増収になっていてもそれを上回る固定費が存在するような財務構造に陥ってしまう。

組織の声に耳を傾ければ、「人が足りない。増やしてほしい。」と主張されるだろう。もちろん働き方改革の時代であるし、順法経営により適切に休みを与えることも経営者に課された役割だ。し

図表 1-7-1

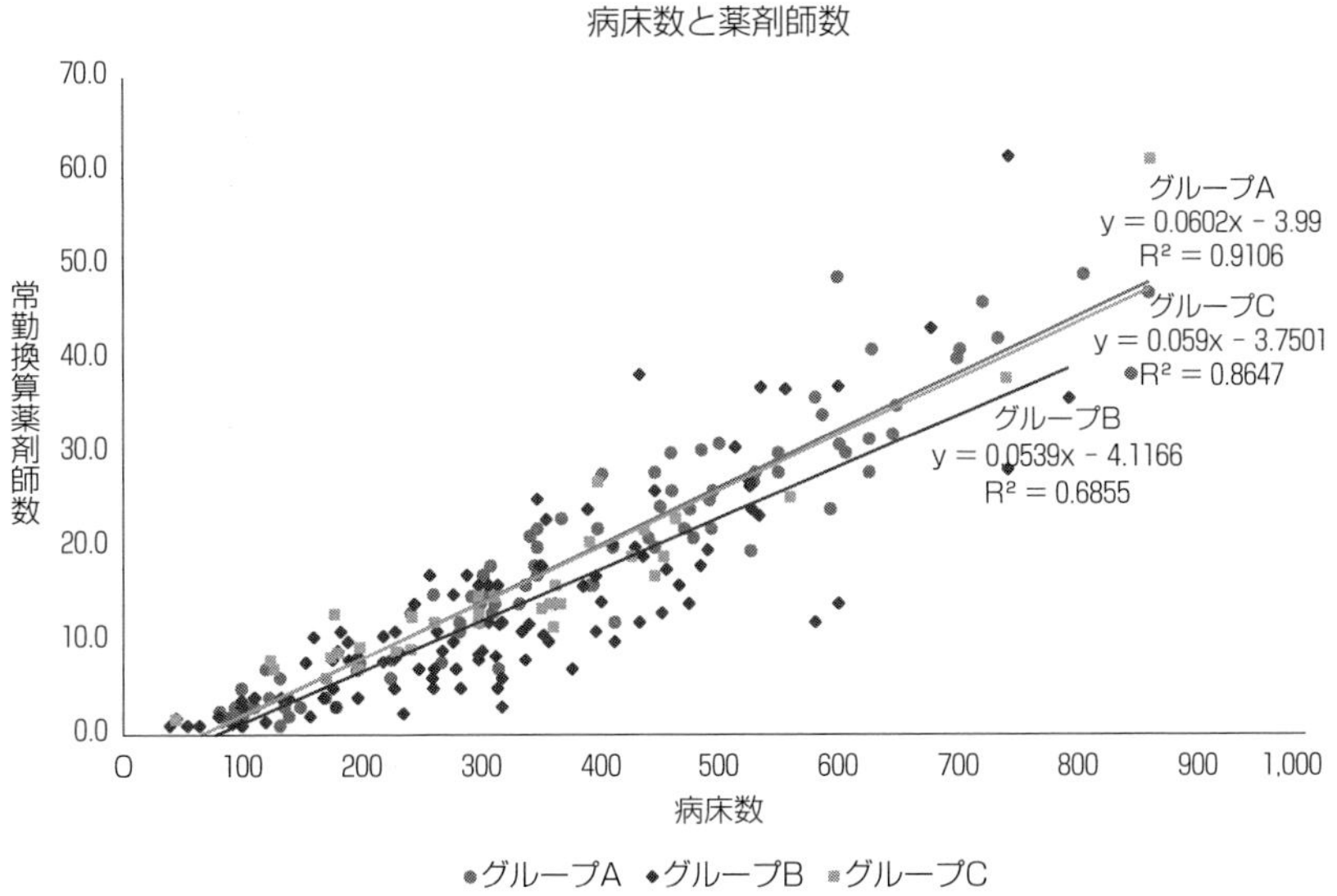

かし、組織の論理ばかりに耳を傾け、一見優しく見える経営者が先を見誤ることも少なくない。適切なベンチマーク手法などを用いて客観的に人員配置の状況を考えることが重要である。

図表1―7―1は病床数と常勤換算薬剤師数をいくつかの病院グループ別にみたものである。

病棟薬剤業務実施加算を届け出ているか、院内処方か、治験がどのくらいあるかなど様々な要素が関係するわけだが、客観的データを基に議論を繰り返す姿勢を忘れてはならない。職員数については、少なすぎては機能が損なわれるし、多すぎるのも問題であり、であるならば薬剤管理指導料やがん患者指導管理料などの適切な診療報酬の算定につなげたいところだ。

ときとして金融機関などがその資本の力で病院を支配するケースがあり、メインバンクから経営陣が送りこまれ様々な意思決定が行われることがある。そうなると経済性が最優先になるわけだが、財務状況によっては受け入れざるを得ない状況もあるだろう。資本の論理が優先されれば仕方ないことだ。しかし、組織が有効に機能しなければ、病院の中長期の成長は危うい。

病院経営では資本と組織という相反する性格を有するもののバランスをとることが何よりも重要である。

1-8　なぜ同族企業の業績は優れているのか

～優れた病院経営者が必要～

1　同族企業の功罪

同族企業というと我が国ではマイナスのイメージをもたれるケースが少なくない。大王製紙事件では創業家である会長が不正に会社資金を引き出し、個人的なカジノの賭けのために私的に流用するという横領が行われた。大塚家具のお家騒動も記憶に新しいがその後、大塚家具の業績は悪化している。

しかしながら、海外に目を向けるとウォールマート、ポルシェなど世界的企業にも同族企業は存在している。ハーバード大学のラポルタらによる研究結果では、創業家一族が株式の20％以上を保有しているのは、世界の27か国で平均30％だという。

我が国の上場企業でもおよそ3割が同族企業であるというカナダのアルバータ大学のメロトラらによって明らかにされており、諸外国と同程度ということになる。つまり、同族企業は我が国特有の問題ではないということになる。

実際に我が国で勢力を拡大する民間グループ病院をみても、そこも同族経営であることが多いようである。

グループ経営では規模の経済性が働くから経営学の視点から有利であるともとらえられるが、それだけではない一族でなければ伝えられない帝王学のようなものがあることを意味しているのかもしれない。

2 同族企業の業績に関する研究結果

同族企業の業績に関する研究結果は多数あるが、全般的に同族企業の業績は優れていることが明らかにされている。２０１２年にボストンコンサルティンググループのジョージ・ストークらは、欧米７か国１４９社の同族企業と、非同族企業の経営比較を行い、業績に与える影響について分析した。

そこでは、好景気において同族企業は非同族企業よりも業績が劣るものの、不況下では同族企業は非同族企業よりもはるかに優れた業績をあげていることが明らかにされた。

さらに、２０１５年にオランダのエラスムス大学のファン・エッセンらが行った過去の55にわたる実証研究のメタアナリシスで米国の上場企業において、同族企業の業績は非同族企業を上回ることが明らかにされている。

このように同族企業の業績は過去の経営学における実証研究でわかっており、我が国の民間グループ病院が勢力を拡大している状況と整合している点は興味深い。

3 なぜ、同族企業の業績は優れているのか？

同族企業の業績が優れる理由についてジョージ・ストークらは、以下の4つをあげている。

① 無駄な報酬や過剰な設備投資を行わないこと
② 有利子負債が少ないこと
③ 買収を積極的には行わないこと
④ 多角化とグローバル化を積極的に推進していること

では、なぜこのような行動がとれるのであろうか。それは、所有と経営が一致していることが関係する。

かつて所有者と経営者は同一であったが企業規模が大きくなるにつれて、専門経営者による企業経営が行われるようになった。しかし、所有者である株主の利害と専門経営者の利害が必ず一致するとも限らないわけだ。

専門経営者は自らの名声を高めるために過剰投資を行うかもしれないし、企業規模拡大への欲求からM&Aなどの多角化の道を選択しがちである。専門経営者としての報酬はオーナーである所有者とは異なる水準であるから、より大きな企業のトップに立ちたいという欲望からなのだろう。

しかし、同族企業にはモノ言う大株主が存在することから、そのような合理的ではない行動が抑制されるという効果がある。

創業家からは自らが受け継いできた事業を基盤に堅実な成長を好む傾向があるはずだ。そのことが、上記のような堅実的な経営につながっているものと考えられる。

さらに、同族企業では企業と一族を一体とみなす傾向があり、企業の長期的な繁栄を目指すので、短期的な株価の変動などに一喜一憂せず、中長期の視点に基づいて戦略展開ができることも関係している。また、一族でなければ共有できないノウハウや人脈など受け継いできた、目には見えない資産も関係しているのだろう。

4 同族企業にとってのリスクは何か

では、同族企業は盤石であり、リスクはないのだろうか。

同族だからといって、後継者が存在しない、あるいは存在しても経営者としての道を選ばないこともあるだろう。仮に存在してもその方が適切な経営者ではないという可能性も否定はできない。能力がない同族を経営者に選んでしまえば、職員をはじめとする利害関係者からの理解が得られず、求心力を失ってしまう危険性も十分にあるわけだ。

同族企業であるがゆえの甘えが生じ企業体質そのものがおかしくなり、今まで築いてきて組織文化に負の連鎖が生じてしまうこともあるだろう。

図表 1-8-1　大塚家具　大株主の状況　有価証券報告書より

（6）【大株主の状況】

2018 年 12 月 31 日現在

氏名又は名称	住所	所有株式数（千株）	発行済株式（自己株式を除く。）の総数に対する所有株式数の割合（%）
株式会社ききょう企画	東京都渋谷区神山町 20 番 21 号	1,292	6.83
株式会社ティーケーピー	東京都新宿区市谷八幡町 8 番地	1,290	6.81
株式会社 SMBC 信託銀行（株式会社三井住友銀行退職給付信託口）	東京都港区西新橋 1 丁目 3 番 1 号	570	3.01
日本証券金融株式会社	東京都中央区日本橋茅場町 1 丁目 2 番 10 号	508	2.69
大塚　春雄	埼玉県春日部市	468	2.48
GMO クリック証券株式会社	東京都渋谷区桜丘町 20 番 1 号	356	1.88
東京海上日動火災保険株式会社	東京都千代田区丸の内 1 丁目 2 番 1 号	312	1.65
株式会社三井住友銀行	東京都千代田区丸の内 1 丁目 1 番 2 号	311	1.64
株式会社 SBI 証券	東京都港区六本木 1 丁目 6 番 1 号	284	1.50
大塚家具従業員持株会	東京都江東区有明 3 丁目 6 番 11 号	241	1.28
計	—	5,634	29.77

（※）株式会社　ききょう企画は大塚家具　創業家の資産管理会社である。

図表 1-8-2　日産自動車　大株主の状況　有価証券報告書より

（6）【大株主の状況】

平成 31 年 3 月 31 日現在

氏名又は名称	住所	所有株式数（千株）	発行済株式（自己株式を除く。）の総数に対する所有株式数の割合（%）
ルノー　エスエイ（常任代理人　株式会社みずほ銀行決済営業部）	13-15 QUAI ALPHONSE LE GALLO 92100 BOULOGNE BILLANCOURT FRANCE（東京都港区港南 2 丁目 15 番 1 号品川インターシティ A 棟）	1,831,837	43.7
ザ　チェース　マンハッタン　バンク　エヌエイ　ロンドン　スペシャル　アカウント　ナンバーワン（常任代理人　株式会社みずほ銀行決済営業部）（注）	VOOLGATE HOUSE. COLEMAN STREET LONDON EC2P 2HD. ENGLAND（東京地港区港南 2 丁目 15 番 1 号品川インターシティ A 棟）	144,413	3.4
日本マスタートラスト信託銀行株式会社（信託口）	東京都港区浜松町 2 丁目 11 番 3 号	141,411	3.4
日本トラスティ・サービス信託銀行株式会社（信託口）	東京都中央区晴海 1 丁目 8 番 11 号	111,033	2.6
日本トラスティ・サービス信託銀行株式会社（信託口 9）	東京都中央区晴海 1 丁目 8 番 11 号	57,048	1.4
日本生命保険相互会社（常任代理人　日本マスタートラスト信託銀行株式会社）	東京都千代田区丸の内 1 丁目 6 番 6 号 日本生命証券管理部内（東京都港区浜松町 2 丁目 11 番 3 号）	54,029	1.3
ステート　ストリート　バンク　ウェスト　クライアント　トリーティー　505234（常任代理人　株式会社みずほ銀行決済営業部）	1776 HERITAGE DRIVE. NORTH QUINCY. NA 02171. U.S.A（東京都港区港南 2 丁目 15 番 1 号品川インターシティ A 棟）	48,887	1.2

日本トラスティ・サービス信託銀行株式会社（信託口５）	東京都中央区晴海１丁目８番11号	46,279	1.1
日本トラスティ・サービス信託銀行株式会社（信託口１）	東京都中央区晴海１丁目８番11号	30,758	0.7
ジェービー　モルガン　チェース　バンク　385151（常任代理人　株式会社みずほ銀行決済営業部）	25 BANK STREET, CANARY WHARF, LONDON, E14 5JP, UNITED KINGDOM（東京都港区港南２丁目15番１号品川インターシティＡ棟）	29,976	0.7
計	―	2,495,671	59.5

5　プロフェッショナル経営者の重要性

一族経営の病院であるならば、適切な後継者を育成し、自らの退任後も存続・成長させられるような道を敷くことは経営者としての重要な役割である。しかし、適切な後継者に恵まれなかった場合にそこで組織が停滞しないよう次善の策も考えなければいけない。

多くは長年苦楽を共にした参謀から選ぶことが多いだろう。一族との付合いも長期にわたっているので安心して任せられるはずだ。ただ、その参謀は、経営者というよりも優れた医師であることも少なくはない。

先代理事長という強烈なリーダーシップを発揮してきた経営者のもとで日夜、医師として患者を診ることを中心に活躍してきた方に経営者が任せられるだろうか。

立場は人をつくることもあり、経営者になればその方なりのスタイルで組織を牽引していくことを期待したい。ただ、それでも後継者候補に困ることもあるだろう。

医療界においてはプロフェッショナル経営者が少なく、大手グループに法人自体を売却するなどの選択が行われるかもしれない。

ただ、産業界ではローソンから同族企業であるサントリーホールディングスの社長に就任した新浪剛史氏などのプロフェッショナル経営者が存在する。

このような経営者を医療界に招聘すれば結果が出るかというと必ずしもそうではないだろう。やはり、業界特性を踏まえたプロフェッショナルとしての病院経営者が今の日本の医療界には必要ではないだろうか。ちば医経塾では、医療人による医療職のための経営教育を行っている。

1−9　ブルー・オーシャン戦略

～病院経営にブルー・オーシャンはあるのか？～

1　マイケル・ポーターの競争戦略からブルー・オーシャン戦略へ

競争戦略の権威であるマイケル・ポーターは競争に勝つことこそが重要であり、その手段として差別化か低コストによるコスト・リーダーシップかのいずれかをとるべきだと主張した。さらに差別化とコスト・リーダーシップはトレードオフの関係にあり、両立するものではないという。

それに対してINSEADのチャン・キムとレネ・モボルニュは既存市場で競争をするのではなく、新しい市場を創り出し競合のいない事業展開を行うことが重要であると説き２００５年にブルー・オーシャン戦略を提唱した。

マイケル・ポーターの競争戦略は、既存の厳しい環境下での競争が前提であり、これをレッド・オーシャンと彼らは名付けた。既存の市場では皆が業界常識というルールに縛られてしまい、限られたパイの奪い合いをしている。そうなると競争はさらに激化し、レッド・オーシャンは赤い血の海に染まっていくという。

図表1-9-1　レッド・オーシャン戦略とブルー・オーシャン戦略の比較

レッド・オーシャン戦略	ブルー・オーシャン戦略
既存の市場空間で競争する	競争のない市場空間を切り開く
競合他社を打ち負かす	競争を無意味なものにする
既存の需要を引き寄せる	新しい需要を掘り起こす
価値とコストの間にトレードオフの関係が生まれる	価値を高めながらコストを押し下げる
差別化、低コスト、どちらかの戦略を選んで、企業活動全てをそれに合わせる	差別化と低コストをともに追求し、その目的のために全ての企業活動を推進する

（※）出所：『ブルー・オーシャン戦略』、W・チャン・キム＋レネ・モボルニュ、ランダムハウス講談社

一方で敵のいない新しい市場を創り出し、競争自体を無意味なものにする未開拓な市場を生み出すブルー・オーシャン戦略が重要であるという。ここでは差別化と低コストは同時に実現できるものでありトレードオフの関係にはないという。ただし、いったん成功すれば競合の参入を招くわけであり、やがてはレッド・オーシャンになっていく。つまりブルー・オーシャンの探索は永遠であるともいえる。

図表1－9－1は、レッド・オーシャン戦略とブルー・オーシャン戦略を対比したものであり、ブルー・オーシャンを生み出すことによって売上や利益が大きく伸びるという。

キムとモボルニュはブルー・オーシャン戦略という概念を提唱しただけでなく、コンサルティング実務の中から生み出してきた具体的なフレームワークも提示している。

その1つに4つのアクションがあり、差別化と低コストを同時に実現し、新たなブルー・オーシャンを切り開くために重要だという。ここでは、新しい市場を創出するために、業界標準と比べて思いきり減らすべき要素は何か（減らす）、業界でこれまで提供されていない、今後付け加えるべき要素は何か（付け加える）、業界標準と比べて大胆に増やすべき要素は何か（増や

す）、業界常識として製品やサービスに備わっている要素のうち、取り除くべきものは何か（取り除く）という4つのアクションが提示されている。

これらに成功した事例として、ｉｐｏｄ、サーカスのシルクドソレイユ、スターバックス、ＱＢハウスなどが挙げられている。

2　病院経営にブルー・オーシャンはあるのか？

厳しい環境が続く病院経営は、キムとモボルニュはレッド・オーシャンを泳いでいると言うだろう。我々にブルー・オーシャンはあるのだろうか。

ブルー・オーシャンは未開拓の領域を切り開き、競争のない市場を創り出すことであるから、既存の枠組みでの整理は難しいのかもしれない。ただ、昨今著しく増加している地域包括ケア病棟はブルー・オーシャンの一例なのかもしれない。

平成26年度の診療報酬改定で当該病棟が評価されてから著しく増加している（図表1－9－2）。地域包括ケアシステムを支える中心的病棟と位置付けられたことに加え、その使い勝手の良さも功を奏したのであろう。当該病棟を設置したことによって経営が好転したという事例も多く紹介されている。

ただ、ブルー・オーシャン戦略の教えにならえば、成功すれば新規参入が増加しやがてはレッド・オーシャンになり、気づいたら血の海を泳いでいたということもあるかもしれない。そのこと

図表 1-9-2　地域包括ケア病棟・地域包括ケア入院医療管理料の届出状況

		平成 26 年	平成 27 年	平成 28 年	平成 29 年	平成３０年
入院料・入院医療管理料 1	病院数	—				611
	病床数					18,829
入院料・入院医療管理料 2	病院数	282	1,159	1,486	1,848	1,587
	病床数	8,231	21,326	42,829	56,332	50,827
入院料・入院医療管理料 3	病院数	—				24
	病床数					572
入院料・入院医療管理料 4	病院数	23	85	108	126	97
	病床数	684	1,305	2,712	3,093	2,140

（※）中医協、主な施設基準の届出状況より、各年７月１日の届出状況。

を忘れずに常にブルー・オーシャンを想像するイノベーティブな気持ちを持ち、探索していかなければならない。

実際に令和２年度診療報酬改定では地域包括ケア病棟に逆風が吹こうとし始めた。具体的には許可病床４００床以上の大病院において院内転棟ばかりであることにメスが入った。地域包括ケア病棟はポストアキュート機能、在宅等からの受入機能、在宅復帰支援機能など多様な機能を有する病棟と提唱されているにもかかわらず、自院急性期からのポストアキュート機能としての活用が多いことが問題視されたわけだ。

従来の７対１入院基本料からの届出が最も多く、その場合には入院当初は急性期病棟の点数が高いため、最初は急性期病棟に入室させ、一定期間経過後に地域包括ケア病棟に転棟させるという運用が全国各地で行われ、それにより増収になってという報告事例も多数存在している。特にＤＰＣ対象病院でその傾向が顕著である（図表１−９−３）。

令和２年度診療報酬改定前は地域包括ケア病棟の場合には転棟した場合には地域包括ケア病棟の点数となるのにもかかわらず、入院医療管理料では入院期間ⅢまでＤＰＣ／ＰＤＰＳの点数を引き継ぐことになっていて、一物二価であることがおかし

図表1-9-3

DPC対象病棟からの転棟について　診調組　入-2-2　元．7．25

胸椎、腰椎以下骨折損傷（胸・腰髄損傷を含）手術なし（160690xx）

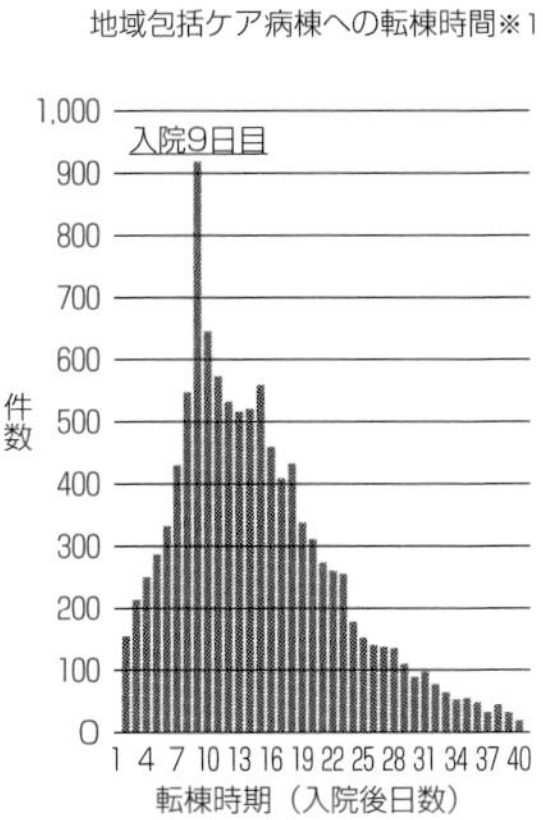

出典：平成30年DPCデータ

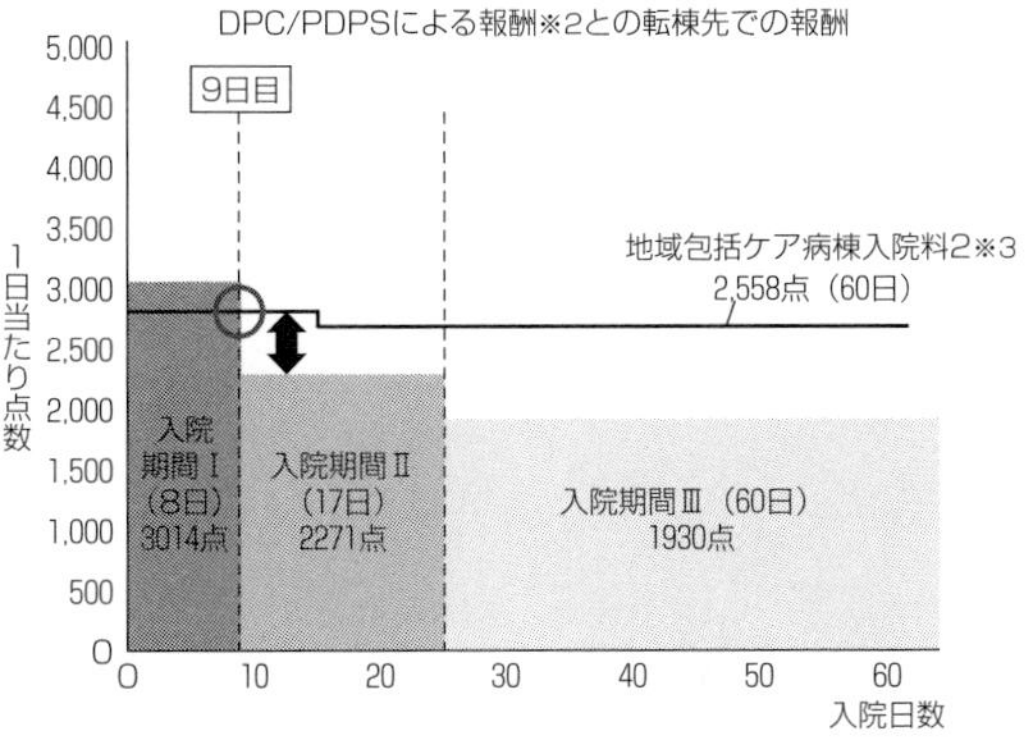

※1　DPC算定対象病床から地域包括ケア病棟に転棟した症例に限る
※2　平均的な係数値で算出（基礎係数：1.075、機能評価係数Ⅰ：0.135、機能評価係数Ⅱ：0.088）
※3　急性期患者支援病床初期加算を算定（14日間に限り、150点を加算）

いという議論になった。

なお、令和2年度診療報酬改定でDPC病棟から地域包括ケア病棟へ転棟した際には、全国の平均在院日数である、入院期間ⅡまでDPC／PDPSの点数設定とされた。このことは、平成26年度に新たに評価された際には当該病棟を増やしたいという思惑もあったのかもしれないが、厳格化とも捉えられる。ただし、入院期間Ⅱまでであったので影響は軽微であろう。

本来は、現状の入院医療管理料と同じように入院期間ⅢまでDPC／PDPSの点数を引き継ぐべきだと考えられるが、折衷案になったものと予想される。

今後も制度は刻々と変わっていくことだろう。うま味があるものには皆が飛びつくわけで、やがてレッド・オーシャンになっていく。

ただ、大切なことは患者を中心に据え、地

域で求められる医療提供を行うことだ。そして、優秀な医療人を育て、プライドを持って皆が働く環境をつくっていくこと。当たり前のことだが、難しいことであり、それをやり切れる病院がブルー・オーシャンを切り開いていくことだろう。

1-10　どうしたら利益が出るか

～アライアンスが鍵を握る～

1　グループ化のメリット

平成最後である30年度決算がそろそろ出揃うタイミングに差し掛かっている。決算は事業活動を映し出す鏡であり、1会計期間の財務面からの業績が明らかにされる。

経営者にとっては成績表という意味合いをも有している。成績表であるならば、誰しもがよい結果を求めるわけであり、そのこと自体は当然ともいえる。

ただ、病院は利益を出すことが目的ではなく、利益は結果としてついてくるものと考えた方がよい。このことは企業経営でも同じであり、社会に付加価値をもたらした結果として利益が創出されるわけだ。

しかし、病院で働く職員は財務的な業績には無頓着であることが多いのも事実だ。これは医療プロフェッショナルが受けてきた教育とも関係するし、さらには医療の非営利性や各種の規制の影響もあるだろう。何よりも病院はつぶれないという根拠のない自信がそうさせている面もあるだろうが、病院数が減少し続けていることから、この発想は過去のものだと言わざるを得ない。

一方で、多額の利益を出し、各地に事業を拡大していく病院グループも存在する。このような病院グループに対して、「特殊な存在」と位置付けたり、「悪名高い」などと揶揄する声をよく聞くのも事実だ。しかし、これらの病院は地域に根差して、誠実な医療を提供した結果、拡大しているケースがほとんどである。

「悪名高い」という方はたいした根拠なく、儲かっていることに対する嫉妬心からそのような言葉を発しているのだろう。医療はお金儲けのために行っているわけではないが、赤字が続けば次の投資ができなくなるし、職員のモチベーションも下がってしまう。そして、赤字を補てんするためにあるべき医療とはかけ離れた行動が強要される可能性すらある。

例えば、治療終了後の患者に対して病床稼働率を優先し入院を引き延ばしたり、手術適応を意図的に拡大するなどもあるかもしれない。やはり、一定の収益性を確保しなければ地域の中で生き残っていくことができなくなる。

では、拡大する病院グループの経営手腕は何か特別なことがあるのだろうか。

もちろん経営者のリーダーシップや組織的な運営ノウハウが存在するわけだが、私の知る限り驚くようなマネジメント手法は存在しない。では、グループ病院の強みはどこにあるのだろうか。

病院収益のほとんどは診療報酬であり、もちろん施設基準の届出や加算・管理料の算定状況は様々だが、それほど大きな差異が生じるものだろうか。もちろんどの機能を選択するかによって経済的な有利不利は存在する。

例えば、急性期、特に高度急性期的な機能は収入こそ多いものの多額の費用がかかり、経済的には報われないことが少なくないことをグループ病院は知っているのかもしれない。また、多くの病院が急性期志向であることから、供給が需要を上回っており、患者獲得が困難になる。ただし、グループ内で急性期病院だけでなく、近隣で回復期病院や介護施設などを展開する場合には状況は異なり、グループメリットを享受できることになる。ただ、連携可能な距離ばかりでグループ展開がされているかというと必ずしもそうではなく、広域であることも多い。

さらに、地域包括ケア病棟や回復期リハビリテーション病棟は追い風であり、特に地域で不足する場合には需要も期待でき利益の源泉になり、これらを積極的に選択している可能性もある。

このような病院機能の選択は、地域の実情を見据えれば決して困難なものではなく、グループ病院だけに許された特権でもない。もちろん人員配置等の体制を整備できるかは重要なポイントであり、グループだからこそできることもあるだろうが、現実的な意思決定を心がければあらゆる医療機関で実現可能なはずだ。もちろん自院で完結しない機能は、近隣施設とより強固な連携を図ることが必須となる。

一方で費用については、人件費のウェイトが大きく、適切な人員配置は重要なポイントになる。ただし、病床数に対するスタッフ数は同機能であればそれほど大きな違いはみられない。特に看護師、コメディカルは診療報酬等の影響もあり差は生じないことが多い。

図表1−10−1は病床数と看護師数をみたものであり、7対1の看護師配置かどうか、ICU等の治療室数などにもよるが一定の傾向が存在する。さらに、放射線技師数についても病床数と一定の相関がみられ、これは病院グループによる違いは大きくない（図表1−10−2）。

だとすると次いで多い医薬品材料費やCTなどの物品の共同購入による購買力は無視し得ない。

図表 1-10-1

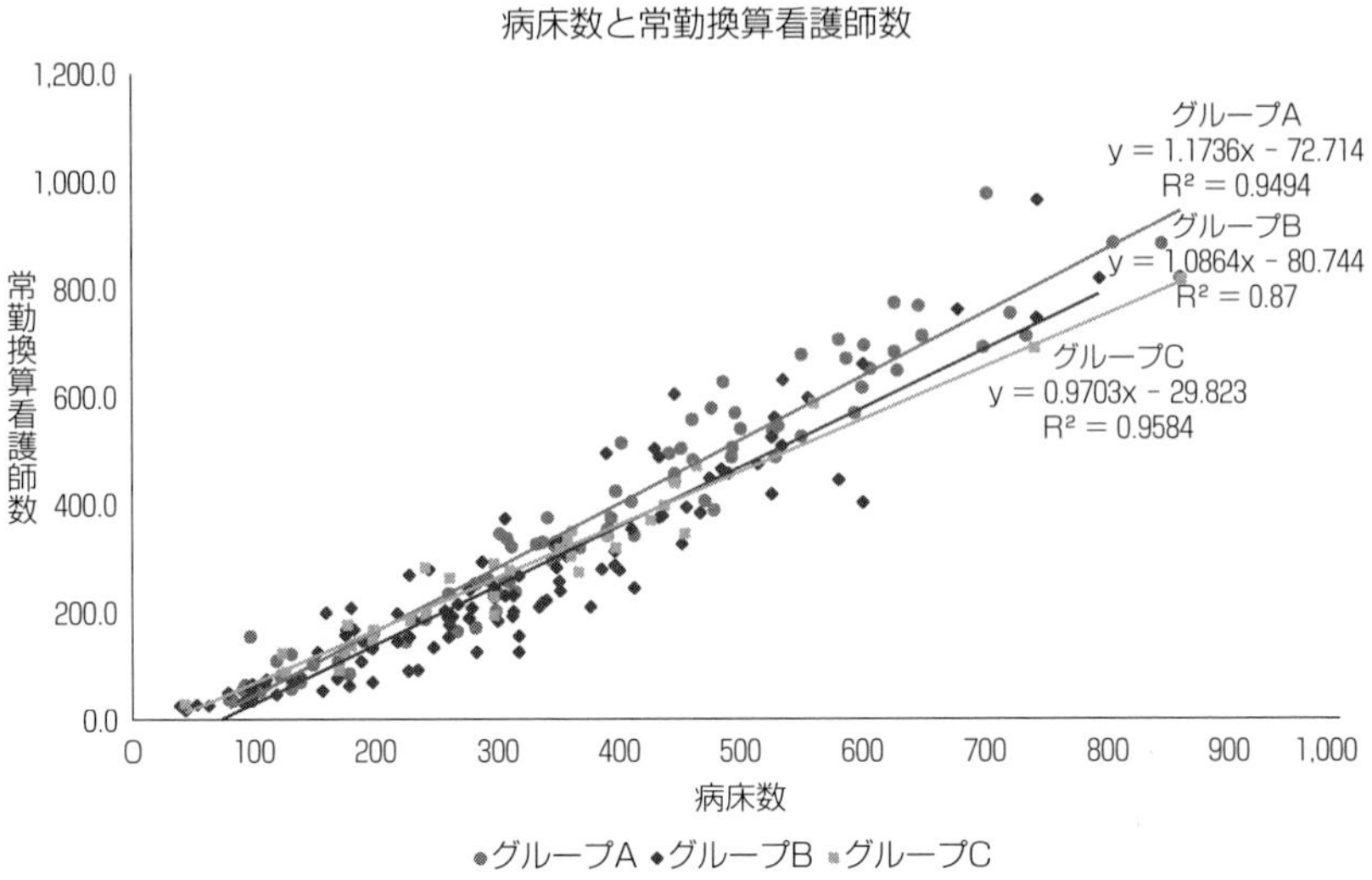

図表 1-10-2

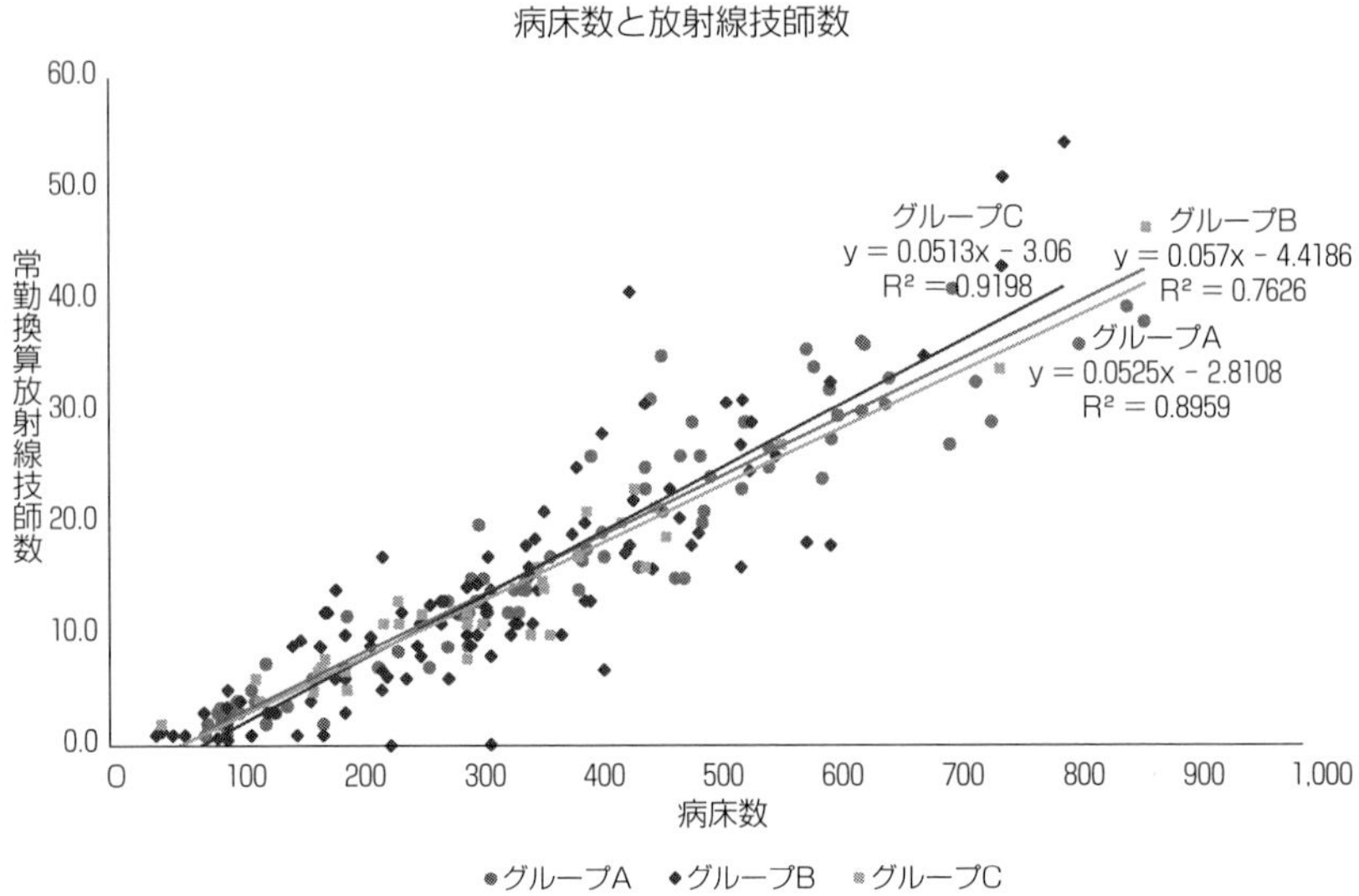

2　アライアンスが成功の鍵を握る

結局、グループ展開する病院はスケールメリットを生かしていることがその強みになる。ただ、グループ病院といってもそのガバナンスよって規模の経済性を享受できる場合とそうではない場合が存在する。中には同一法人にもかかわらず共同購買が行えないケースもある。

もちろん病院機能により購入する物は異なるわけだが、自らが最も安く買っているという自負がある施設はその価格情報をグループ内で公開しないことすらもあり得る。特に購買力がある大病院ほどこの傾向があり、弱者である中小規模病院は共同購買に前向きだったりする。

大病院では、高額材料の価格についてグループ内などで情報交換しようとする際に真実を伝えないことがある。「あなたにだけ安く供給しているので、他には絶対に教えないで欲しい」と業者から言われたことをうのみにしているのだ。もちろん購買担当者のプライドも理解できるが、これではスケールメリットは享受できないし、そもそも各病院が購買交渉をするその人件費は馬鹿にならない。

労働力が不足する時代であるのだから、購買は一極集中した方がいいし、それで規模の経済性が期待できるのであれば目先の利益を優先するのではなく、トップダウンで取り組むべき課題だ。ただ、これを実現するには強いガバナンスが不可欠になるし、それに成功したグループ病院が規模を拡大することが可能になる。

我が国では、中小民間病院が医療提供の重要な役割を担ってきた経緯がある。しかし、これからの厳しい時代にこれらの病院が単独で生き残ることは容易ではないし、大病院といえども決して安心できる状況にはない。人口減少の時代に突入することに加え、医療の低侵襲化などのイノベーションはさらに進んでいく。

だとすると既存の病床は不要になっていくはずだ。これからの時代に生き残るためには、ネットワーク化を積極的に進めることだ。もちろん地域医療連携推進法人などに積極的に参加し様々な情報共有を進めることは重要である。

ただし、その際に自らの利益ばかりを優先するのではなく、自院の状況を正直に語り合い、データを共有し、他者の利益を優先する「利他」の文化を構築していかなければならない。

注目すべき取組みとして、ＮＰＯ法人ＶＨＪ機構があり、地域の中核病院が、ＤＰＣデータ、さらに財務・職員数、さらに購買データなどを共有し、お互いを高めあっている。地理的には離れた病院が集う組織だが、様々な情報共有を行うメリットは極めて大きい。

1-11 儲かることが全てではない

～医療経営におけるフレームワーク適用の限界～

1 ポジショニング・アプローチの教え

マイケル・ポーターはFive Forcesを分析することにより、市場の収益性（魅力度）を評価することができ、合理的な戦略策定が可能であるというわかりやすいフレームワークを提示した（図表1-11-1）。さらに、差別化、コストリーダーシップ、集中戦略という3つの基本戦略を採用することにより持続的な競争優位性を構築できることも明らかにした。

合理的な戦略は名人芸によるものではなく、一般人であっても導くことができるという教えがビジネス・スクール人気に拍車をかけることにもつながった。経営学修士（MBA：Master of Business Administration）を修得すれば、戦略策定ができるようになるし、有能な経営者になれる道を切り開いた。しかし、経営学では百花繚乱のごとく様々なフレームワークが提示され、唯一絶対の理論は存在しない。

ただ、共通する点は儲かる理由を探すのが経営学であり、戦略に焦点が当てられることもある

図表 1-11-1
―― 5つの競争要因 ――

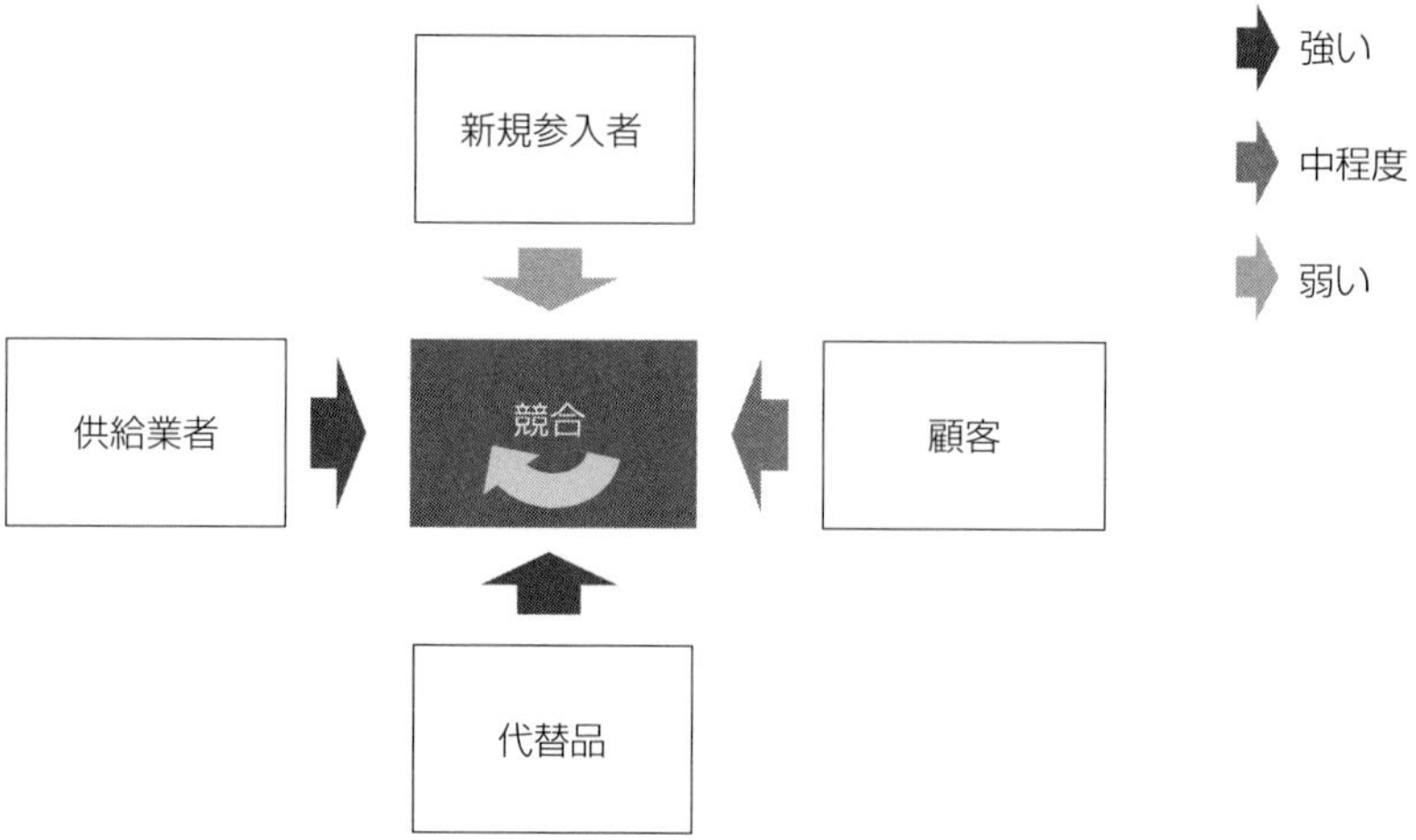

し、組織や人、あるいはリーダーシップが重要だという学説も存在する。

マイケル・ポーター流のポジショニング・アプローチがあれば、RBV（Resource Based View）のような資源に焦点が当てられることもあり、時として議論が対立することすらあり得る。

2 医療経済実態調査から得られる示唆

図表1-11-2は、病院機能別の収支状況をみたものであり、下から3つ目の損益差額が収支状況となっている。

上から医療法において高度医療を提供し、教育・研究機能を有する特定機能病院、急性期医療を提供するDPC対象病院、そして慢性期である療養病棟入院基本料1を届け出る病院としており、特定機能病院は深刻な赤字であり、DPC対象病院もマイナスが続き、その状況に歯止めがか

図表 1-11-2　病院機能別　収支状況

	特定機能病院					
	平成 25 年度	平成 26 年度	平成 27 年度	平成 28 年度	平成 29 年度	平成 30 年度
給与費（対収益）	44.8%	45.5%	42.7%	42.7%	42.6%	42.4%
医薬品費（対収益）	22.2%	23.0%	24.4%	24.4%	24.6%	25.2%
材料費（対収益）	14.1%	14.4%	14.1%	14.1%	14.6%	14.6%
委託費（対収益）	6.8%	7.0%	7.0%	7.0%	7.0%	7.1%
減価償却費（対収益）	8.8%	9.0%	8.5%	8.3%	8.1%	7.9%
その他	9.6%	9.7%	9.6%	9.2%	8.9%	8.9%
損益差額（対収益）	-6.4%	-8.5%	-6.2%	-5.8%	-5.7%	-6.0%
100 床当たり医業収益（千円）	3,089,205	3,161,959	3,337,040	3,416,853	3,572,062	3,695,846
給与費＋医薬品材料費比率	81%	83%	81%	81%	82%	82%
	DPC 対象病院					
	平成 25 年度	平成 26 年度	平成 27 年度	平成 28 年度	平成 29 年度	平成 30 年度
給与費（対収益）	52.2%	53.2%	53.3%	54.2%	53.7%	53.5%
医薬品費（対収益）	15.0%	14.9%	15.3%	14.9%	14.0%	14.0%
材料費（対収益）	11.2%	11.4%	11.1%	11.2%	11.5%	11.3%
委託費（対収益）	6.5%	6.6%	6.7%	6.7%	6.7%	6.7%
減価償却費（対収益）	6.3%	6.6%	6.7%	6.6%	6.2%	6.0%

その他	10.4%	10.6%	10.8%	10.7%	11.2%	11.2%
損益差額（対収益）	-1.6%	-3.3%	-3.9%	-4.4%	-3.2%	-2.8%
100 床当たり医業収益（千円）	2,340,483	2,376,503	2,330,695	2,342,019	2,489,830	2,548,598
給与費＋医薬品材料費比率	78.4%	79.5%	79.7%	80.3%	79.1%	78.8%
	療養病棟入院基本料 1					
	平成 25 年度	平成 26 年度	平成 27 年度	平成 28 年度	平成 29 年度	平成 30 年度
給与費（対収益）	59.7%	60.0%	58.2%	58.9%	59.4%	59.6%
医薬品費（対収益）	8.2%	7.9%	8.7%	8.4%	8.8%	8.6%
材料費（対収益）	5.7%	5.7%	6.8%	6.7%	7.6%	7.6%
委託費（対収益）	5.8%	5.8%	5.5%	5.5%	5.4%	5.4%
減価償却費（対収益）	4.4%	4.5%	4.5%	4.4%	4.2%	4.1%
その他	13.8%	13.8%	13.7%	13.7%	13.2%	13.2%
損益差額（対収益）	2.4%	2.3%	2.6%	2.4%	1.3%	1.5%
100 床当たり医業収益（千円）	1,027,172	1,049,103	1,153,779	1,157,058	1,118,466	1,147,697
給与費＋医薬品材料費比率	73.6%	73.6%	73.7%	74.0%	75.8%	75.7%

（※）厚生労働省医療経済実態調査に基づき作成。

からない一方で療養病棟は黒字になっている。これが我が国の医療の現実であり、急性期、特に高度急性期は黒字にするのが難しいということを意味している。

もちろん１００床当たりの医業収益をみると特定機能病院は療養病棟の約3倍であり、ＤＰＣ対象病院も約2倍の報酬を受け取っている。しかし、医薬品材料費が多くなる傾向があり、収支ベースでみるとマイナスに転じてしまう。１００床当たりの医業収益が多いということは、単価が高いことを意味するわけだが、高単価であるものの高コスト体質であり、結果として儲かっていない。

このような財務状況になってしまうのはいくつかの理由がある。

まず1つ目は急性期医療では平均在院日数の短縮が求められており、在院日数を短縮すれば入院診療単価は上がるが、1日早く帰せば、次の入院が来るかわからない。特に救急は水物であり、季節変動が顕著で、気候との相関が強い。

気温が安定的だと救急患者は激減し、平成30年夏のような猛暑が続くと熱中症が大量に発生するし、寒くなれば呼吸や循環状態に支障をきたす患者が増加するものだ。

2つ目は消費税の影響が関係している。5%から8%に増税された平成26年は特定機能病院でも、ＤＰＣ対象病院でも大幅に収支がマイナスになっている。

病院は材料費や委託費に対して消費税の支払いは行うが、患者から診療報酬部分については消費税を受け取っておらず、初再診料及び入院料に上乗せされている。特に急性期病院では多額の材料や投資を行うわけであり、補填不足があれば致命的になる。

厚生労働省は診療報酬で概ね補填してきたと主張していたが、平成30年7月に計算間違いがあり、補填不足の状況が明らかになった。特に特定機能病院では4割の補填不足が明らかになり、このことが財務状況を厳しいものにしている（図表1－11－3）。

3つ目は診療報酬で急性期医療が十分に評価されていない点が関係している。療養型に転換して黒字になったという話はよく耳にするし、地域包括ケア病棟や回復期リハビリテーション病棟なども収益性が高い病棟といえるだろう。しかし、地域医療構想では多くの病院が急性期の看板にこだわっており、そこにしがみつこうとする。

図表1－11－2をみれば急性期医療が不採算につながることは誰にでも理解できるはずだ。急性期でないと医師が集まらない、優秀なスタッフが立ち去っていくという懸念が急性期志向を強めているのかもしれない。このことは、医学教育にも問題があるのだろう。

病気を治すことが医療者の役割であり、癒す医療、支える医療という視点が欠けているのだろう。皆が急性期にこだわるのだとすれば、国もそこに手厚い報酬は用意しない。赤字でもやりたい病院がたくさんあるからだ。

3　やりたいこととやるべきこと

病院のこのような行動はマイケル・ポーター流のポジショニング・アプローチからは合理的な意思決定とはいえない。儲かることを最優先にするのが経営学の教えであるわけだ。

しかし、医療人の気持ちも十分に理解できるところがあり、そのような病院が全国にあるのだと

図表 1-11-3

平成 28 年度　補てん状況把握結果② -1【病院】

○病院全体としての補てん率は、85.0 %であった。
○一般病院は 85.4 %、精神科病院は 129.0 %、特定機能病院は 61.7 %、こども病院は 71.6 %であった。

（1 施設・1 年間当たり）

	病院全体	一般病院	精神科病院	特定機能病院	こども病院
報酬上乗せ分（A）	17,860千円	16,865千円	12,667千円	148,716千円	79,688千円
3 %相当負担額（B）	21,005千円	19,739千円	9,820千円	241,114千円	111,307千円
補てん差額（A − B）	▲3,145千円	▲2,874千円	2,847千円	▲92,398千円	▲31,619千円
補てん率（A/B）	85.0%	85.4%	129.0%	61.7%	71.6%
医業・介護収益（C）	2,964,340千円	2,844,417千円	1,473,927千円	28,686,225千円	13,186,547千円
医業・介護収益に対する補てん差額の割合（（A−B）/C）	▲0.11%	▲0.10%	0.19%	▲0.32%	▲0.24%
集計施設数	（994）	（785）	121	68	20
平均病床数	（248）	（194）	237	839	455

※病院全体、一般病院の値は、施設の類型別に算出した値を、全国施設数（平成 28 年度医療施設調査）に応じて加重平均したもの。
（※）第 16 回医療機関等における消費税負担に関する分科会資料。

図表 1-11-4

ビジョンに基づいた戦略的経営を推進し、どうなりたいのか、地域医療の実状を踏まえてどうなるべきなのか、そのために今何をすべきかが根底にあることが求められる。

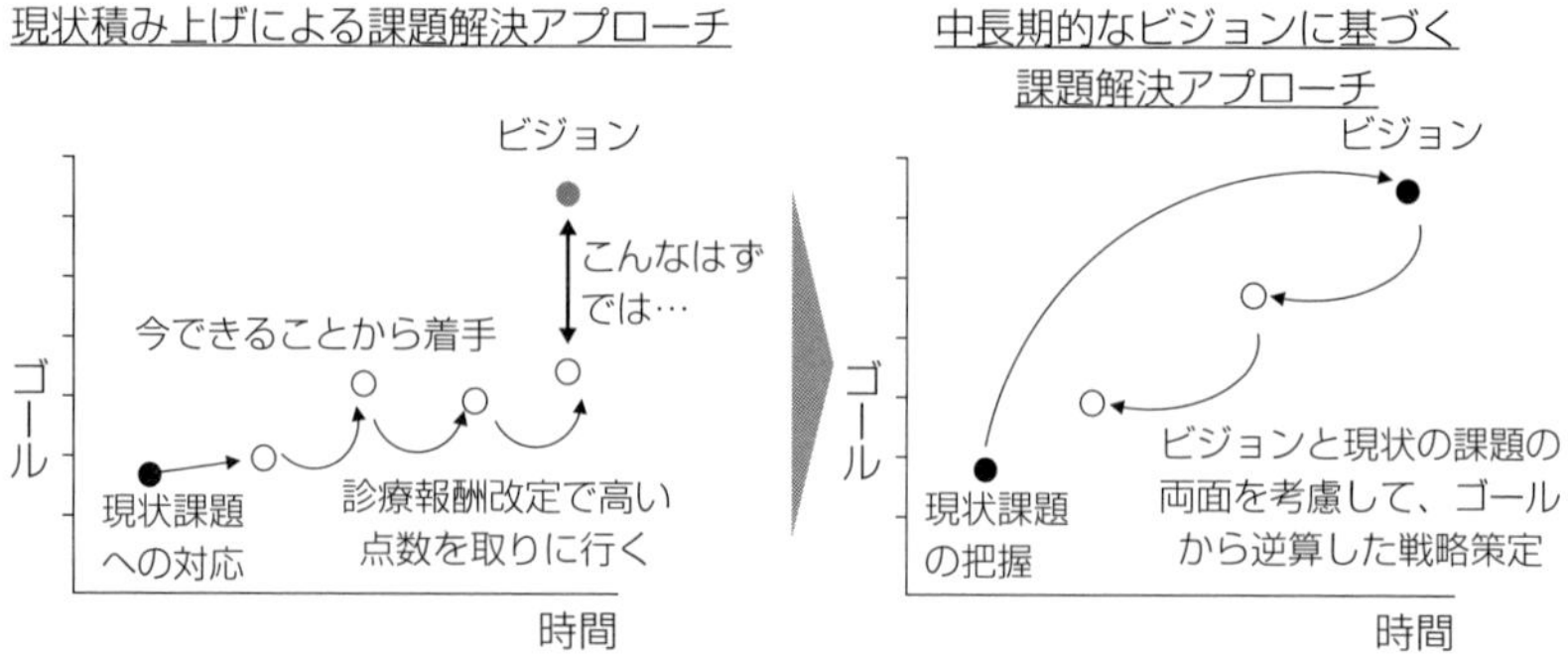

中長期的なビジョンがあいまいなまま、目の前の着手可能なことや、診療報酬改定で高い点数がついたことに終始する現状積み上げで対応すると、最終的に本来的に目指していた姿と大きなギャップが生じてしまう。

「なりたい姿」としての思いと、地域医療のあり方を考えた「なるべき姿」、現状を踏まえた「なれる姿」から総合的に判断して「目指すべき姿」を明確にした後、これを達成するための戦略を策定することが求められる。

すれば医療界の常識ともいえるだろう。人は合理的に生きることだけをよしとするわけではない。赤字でも実施したい医療があり、それこそが情熱を傾けるべき存在だったりもする。

ただ、赤字ではいずれ破たんしてしまうときがくる。一定の利益がなければ、中長期的には投資ができなくなってしまうし、スタッフの人心も離れていくことだろう。

私は図表1―11―4の右側のアプローチが病院経営では大切だと考えている。

ビジョンに基づき、どうなりたいか、まずはそれが出発点になるだろう。皆で夢を語り合うことほど魅力的な瞬間はない。しかし、医療なのだから地域を支えるためにどうすべきかという視点を欠いてはいけない。むしろ後者の方がより重要になるだろうし、ジグソーパズルみたいに足りないところを補っていくという視点が重要になる。その上で、ゴールから逆算していま何をなすべきかを考え、行動していくことが重要だ。

マイケル・ポーターは改善を重ねても持続的な成長はできないことを指摘しており、戦略の本質は差別化であるとも言っている。ただ、コスト削減も大切であり、無駄なものは排除する必要がある。いずれもバランスよく取り組むことが病院経営者には求められている。

1-12 手術支援ロボットへの投資競争は利益を生むのか？
～ゲーム理論が教えること～

1 ゲーム理論とは何か。

ゲーム理論は複数主体が存在する場合に、一方の意思決定が他方に影響を与え相互に作用することについて数学的モデルを用いて明らかにするものである。もともと経済学で用いられてきたが、今日では競争戦略やマーケティングに応用されるようになっている。この分野では複数のノーベル経済学賞が誕生している。

自院が取った行動は、ライバル病院に何らかの影響を与えると考えるのが普通であるし、ライバル病院が何を考えどのような事業展開をしていくかは自院にも影響し、相互作用がある。

マイケル・ポーターの競争戦略では、コスト・リーダーシップ、差別化、集中戦略のいずれを採用するかが競争優位の源泉であるとされた。しかし、それは静的な状況を前提としており、自社がコスト・リーダーシップ戦略を採用し、低価格競争をしようとしても、競合がどのような影響を受けるかについては考慮されていない。しかし、現実は一方の行動は他方に影響するわけで、相互作用を無理しての経営はあり得ない。相手方は低価格に対して何らかの対抗措置を取ることが予想されるからだ。

ゲーム理論では人は合理的に意思決定を行うという前提があり、特にプレイヤーが少数である寡占市場を対象にした分析がわかりやすいため、ここではその一部を紹介する。

2　投資競争、価格競争は利益を生むのか？

まず1つの例として、ある医療圏において2つの中核病院が存在し、両病院が投資をするか否かについて2つの選択肢があるとする。大型投資といえば、手術支援ロボット（da Vinci）が思い浮かぶ。特に泌尿器科領域では診療報酬において早くから保険収載されてきたこともあり、手術支援ロボットがないと医師の獲得が難しいとも言われている。その後、診療報酬における評価対象が拡大されたことに伴い、外科医を獲得するためには必須と捉える病院も多いようだ。もちろん投資を行うにあたっては、腹腔鏡手術等と比べた収益性を比較するなど高額な設備投資であるがゆえに慎重な検討が院内でなされるはずである。ただ、この投資は自院だけの問題に留まらない。競合する近隣医療機関にも影響を与えるわけである。

仮にA病院、B病院が存在するとして、両者は同時に意思決定を行い、かつ相手方がとる行動がわからない場合を想定する。A病院が手術支援ロボットへの投資をすればB病院のシェアが奪われることになる。これでは、B病院は泌尿器科、さらにその他の外科領域から撤退しなければならなくなり、急性期病院としての機能が維持できなくなってしまうかもしれない。だとすると、患者数の獲得がどれほどになるかわからずとも、結果として両方が投資を競い合うことになる。手術支援ロボットの対象患者は緩やかに増加していくことが予想されるが、両病院が投資をすれば供給過剰となり、お互いが経済的利益を損なうことになる（外科医の維持・獲得という別の目的も存在するわけだが）。なお、手術支援ロボットを事例として取り上げたが、高額診断機器であるＰＥＴなど医療機関の周囲にはこのような事例が多数存在している。

その他、競争は価格面に展開されることもある。医療機関が受け取る報酬のほとんどは診療報酬であり、保険診療は公定価格であることから価格競争が起きることはない。しかし、企業経営ではシェア拡大を狙って低価格競争を仕掛けることがしばしばある。経験曲線を考慮すればリーダー企業は低価格競争によって追随する企業を圧倒し排除することができるかもしれない。医療機関であっても、自由診療である人間ドックの場合には、しばしば近隣価格との比較は行われているわけだから、ゲーム理論で説明ができる。価格を下げることによってシェアの拡大（受診者の増加）が図られると期待した価格改定が行われることもある。ここでも寡占市場を題材にした例を挙げよう。

Ａセンターが価格を下げると受診者が増加しシェアの拡大が図られる。しかし、その影響を被ると予想される競合のＢセンターも同時に価格を下げてくるかもしれない。結果として、価格競争が生じてしまい、いずれも利益を失ってしまうことになる。

このような価格競争の事例は実際に宅配便事業を手掛けるヤマト運輸と佐川急便、牛丼チェーンの吉野家、すき家、松屋などでも現実的生じてしまった。このような価格競争に陥ることは、両者の利益を損なうことになるので、可能であるならば避けたいところである。では、談合をすればよいのかというとそれも独占禁止法に抵触する可能性がある。

ではどうしたら価格競争を回避できたのだろうか。製品・サービスの差別化が十分になされていれば、価格競争に陥ることはなくなるはずだ。そして、両者が短期的思考から脱却することも重要になるだろう。寡占市場を前提にすれば、いくつかのライバル組織の関係は永続することが予想される。だとすると価格競争を無限に行うことは意味のないことだと気づくかもしれない。のどを切るような厳しい価格競争はお互いにとって利益を生まないと気づけるかどうかが勝負の分かれ目にもなる。

3　どうすれば投資競争を回避できるのか？

投資競争の帰結は業績を向上させようとする各プレイヤーの行動から導き出されるものである。上記の例では結果として両者とも損をするということであった。しかし、シグナルを発することにより、相手方の行動に影響を与えることも可能であり、競争戦略において重要な意味を持つ。

例えば、A病院が手術支援ロボットへの投資を行うとあらかじめ広報を通じてアナウンスしてしまうとする。そのメッセージに信憑性があると捉えたライバルのB病院は地域の潜在的患者数を考えれば投資を控えざるを得ず、限られた資金を他の領域への投資に回そうとするかもしれない。泌尿器科などの手術はA病院に任せ、B病院は内視鏡で勝負するという選択もある。もちろん外科医師のモチベーション維持や獲得という目的で採算性を度外視で投資をするとなるとこの議論は当てはまらない。あくまでも人が合理的な意思決定を行うという前提に立っているからだ。もちろん、手術支援ロボットの対象患者の需要が限定的であり、収益性が優れないと思いながらも、投資を行う病院長の発想は医師確保という意味において合理的なのかもしれない。

医療政策で掲げられている機能分化と連携を推進することが望ましいことを病院も理解していて、それが戦略的であり、かつ経済性を向上させる。例えば、回復期リハビリテーション病棟や地域包括ケア病棟のような全国的に不足する回復期機能への転換は地域の差はあるものの一般的には望ましい選択である。先手を打ってこれらの領域に進出すれば、先発優位性を築けることに加え、これらの病棟の収益性は優れることが示されてわけだから、病院の財務的な業績を向上させる。しかし、急性期の看板にこだわる病院が多いという現実があり、病院は合理的には行動しない、経済学的な考え方がマッチしない主体なのかもしれない。

最後に話をさきほどの議論に戻し、議論を企業、特に製造業にたとえて考え直してみよう。ここでは、生産設備を増強するための投資を行うための投資を行うか、現状維持にするかという意思決定になる。企業の場合には、生産量を結託することは独占禁止法など競争法に抵触する可能性がある。だからこそ、暗黙のシグナルを送るなどの手段しか持ち得ない。しかし、医療機関の場合には地域医療構想調整会議で協議を行うことが医療法において求められている。つまり、お互いの顔を見て、その息遣いを感じながら意思決定を行うことができるわけだ。このような場を大切に現実的な意思決定を行う必要がある。ただ、そこでも、ゲーム理論が想定するような相手方の行動を探る意識が各医療機関に働いていることは忘れてはならない。とはいえ、地域医療にとって何が最適であるかを皆が患者を中心に議論することが第一であり、そして自院の存続・成長のためにどうすべきかをも同時達成することが病院経営者の役割である。

第2章

経営戦略の定石を学び、病院経営に活かす

2-1　SWOT分析で競争優位を実現する

～ポジショニングマップの活用法～

1　SWOT分析とは何か

ハーバード・ビジネス・スクールのケネス・アンドリュース教授が提唱したといわれるSWOT分析は組織内部の要因からのStrength（強み）、Weakness（弱み）と外部環境のOpportunity（機会）、Threat（脅威）の頭文字をとったものであり、様々な要素を包括的に整理することが可能であり、病院でも経営戦略策定の際にしばしば用いられているフレームワークである。

図表2-1-1のような2×2のマトリックスでSWOT分析を行うのが一般的であり横軸に内部と外部を、縦軸に機会と強み、脅威と弱みをとってそれぞれの空欄を埋めていくことになる。

簡便で誰にでも理解しやすい点がこのフレームワークの強みではあるが、空欄を埋めたことによって満足してしまい戦略策定に結びつかない可能性がある点には注意しなければならない。

恣意的な要素が列挙されがちで、客観性に欠ける項目があげられることがしばしばある。例えば、自院の強みとして「がん」や「災害医療」などがあげられたりするものだが、ある人にとって

図表 2-1-1　SWOT 分析

外部環境

内部環境

強み	機会
弱み	脅威

は強みと解釈できることが別の者からすれば弱みに位置付けられたり、コンセンサスを得ることが困難なケースも存在する。定量化することを心掛けるのがよいであろう。

ＳＷＯＴ分析の目的は、ＳＷＯＴのそれぞれの要素を組み合わせながら戦略の代替案を検討することにある。外部の環境要因による様々な機会と脅威に対して、自院ならではの強みを創出し、弱みを補いつつ、外部の環境要因がもたらす機会を活用し、脅威を回避していくシナリオとして戦略を策定する必要がある。このフレームワークを用いて課題を整理したからといって、戦略ができあがるわけではないことには留意する必要があるだろう。

2　医療におけるＳＷＯＴ分析の先行研究

医療界ではＤＰＣデータ活用ブックにおいて東京医科歯科大学の伏見清秀教授がＤＰＣデータを用いた診療領域別のＳＷＯＴ分析を紹介している。

図表２－１－２の横軸に外部環境を意識し地域における競争

図表 2-1-2

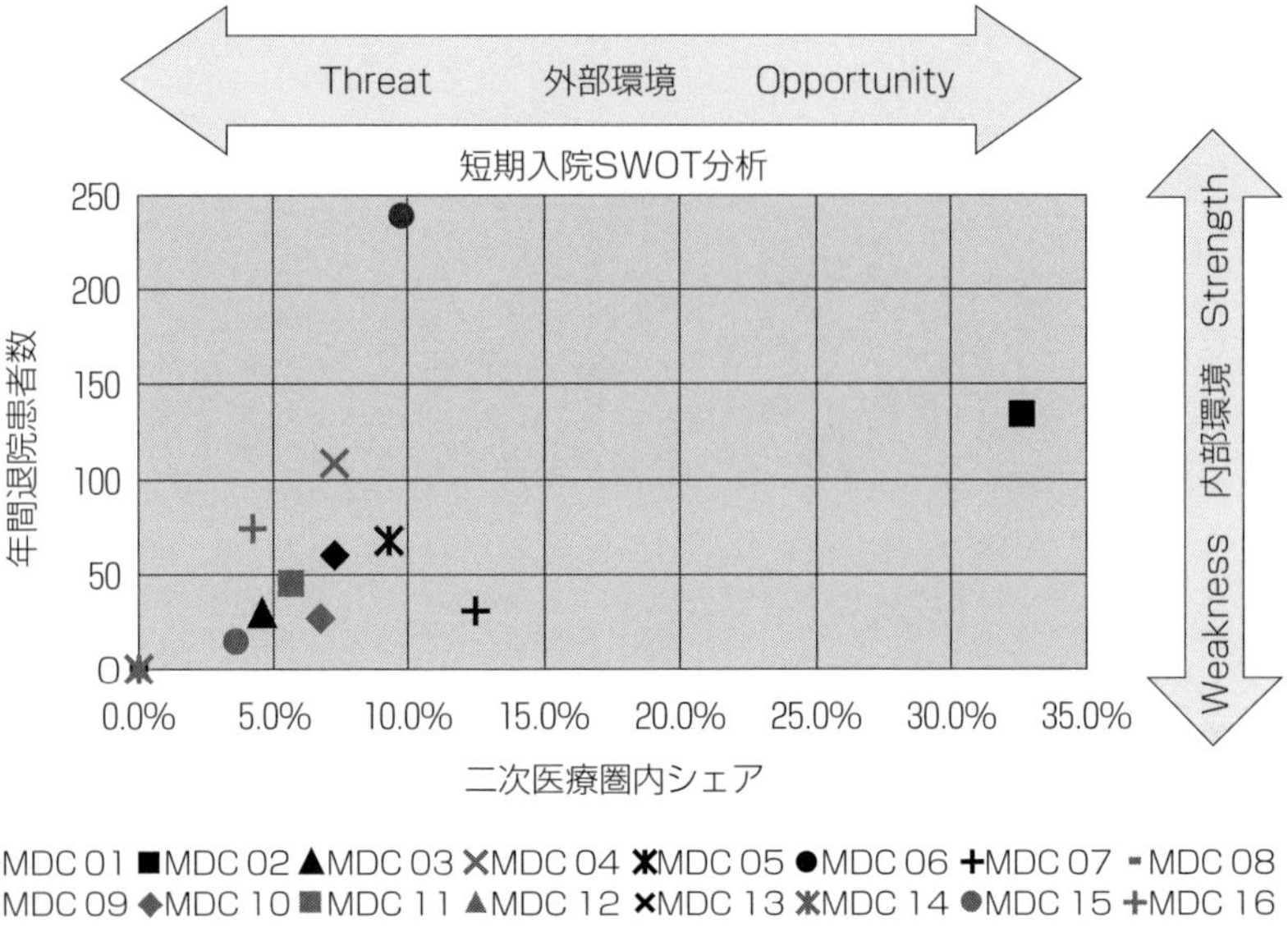

力として二次医療圏内のシェアをとり、縦軸に内部環境として自院の退院患者数をとり、MDC（Major Diagnostic Category）別に整理しようとしたものである。このことにより、自院の立ち位置が明らかになり、次の打ち手を考える際の参考にすることが可能となる。もちろんこの分析をしただけでは、戦略を構築したことにはならない。手を動かしただけで満足してしまっては経営戦略策定にはつながらない。

また、このフレームワークにもいくつかの課題がある。

まず1つ目は、強みと弱みの境界線をどこで引くかその基準を設定する必要がある。外部環境で機会に恵まれ、内部環境でも強みに位置づけられる診療領域に重点的に予算などの資源配分を行うのだとすれば、そこから外れた診療科などからは猛反発をくらうかもしれない。

経営では常に全体最適を考える必要があるが、個々の診療科は個別最適を主張してくるわけだ。様々な利害関係者が存在する中で、強みと弱みの基準値についてコンセンサスを得ることは容易ではないだろう。

2つ目は、地域の中でシェアが高く、自院の中でも患者が多いということは強い診療領域であることは容易に予想がつく。ただ、その診療領域は大赤字だということもあり得る。

そもそも診療報酬の設定が不利である診療科もあるだろうし、患者数を獲得するためには人員配置や設備投資が過大に行われているが、有効活用されていないケースも存在し得るわけだ。

管理会計などを導入し、3軸目としてバブルの大きさでMDC別損益を示すことも有効な情報提供になるだろう。ただし、診療科別等の管理会計は配賦基準を変更すれば結果が大きく変わってしまうため、皆の納得感を醸成することは容易ではない。

もう1つは、このフレームワークでは縦軸も横軸もいずれも患者数による評価が行われており、似通ったものをみているということだ。そもそも数が多くない診療領域が不要かといったらそうではないだろう。量的な評価に加え、質的な評価を導入することが望ましい。

そこで、私が考えたのが図表2−1−3に示す地域におけるポジショニングである。これは伏見清秀教授のSWOT分析を援用したものだが、横軸について退院患者数のシェアとると単に大きな病院が右の象限に位置することになり、手術件数によるシェアが急性期医療の実態に合致すると考えた。縦軸には質的概念として複雑性指数を用いることとした。さらに、バブルの大きさを救急車搬送入院件数とし、地域の医療機関と比較することで自院の立ち位置をよりわかりやすく可視化しようとしたものである。ただ、これ自体が万全かというと必ずしもそうではない。

図表 2-1-3

平成25年度　熊本医療圏におけるポジショニング

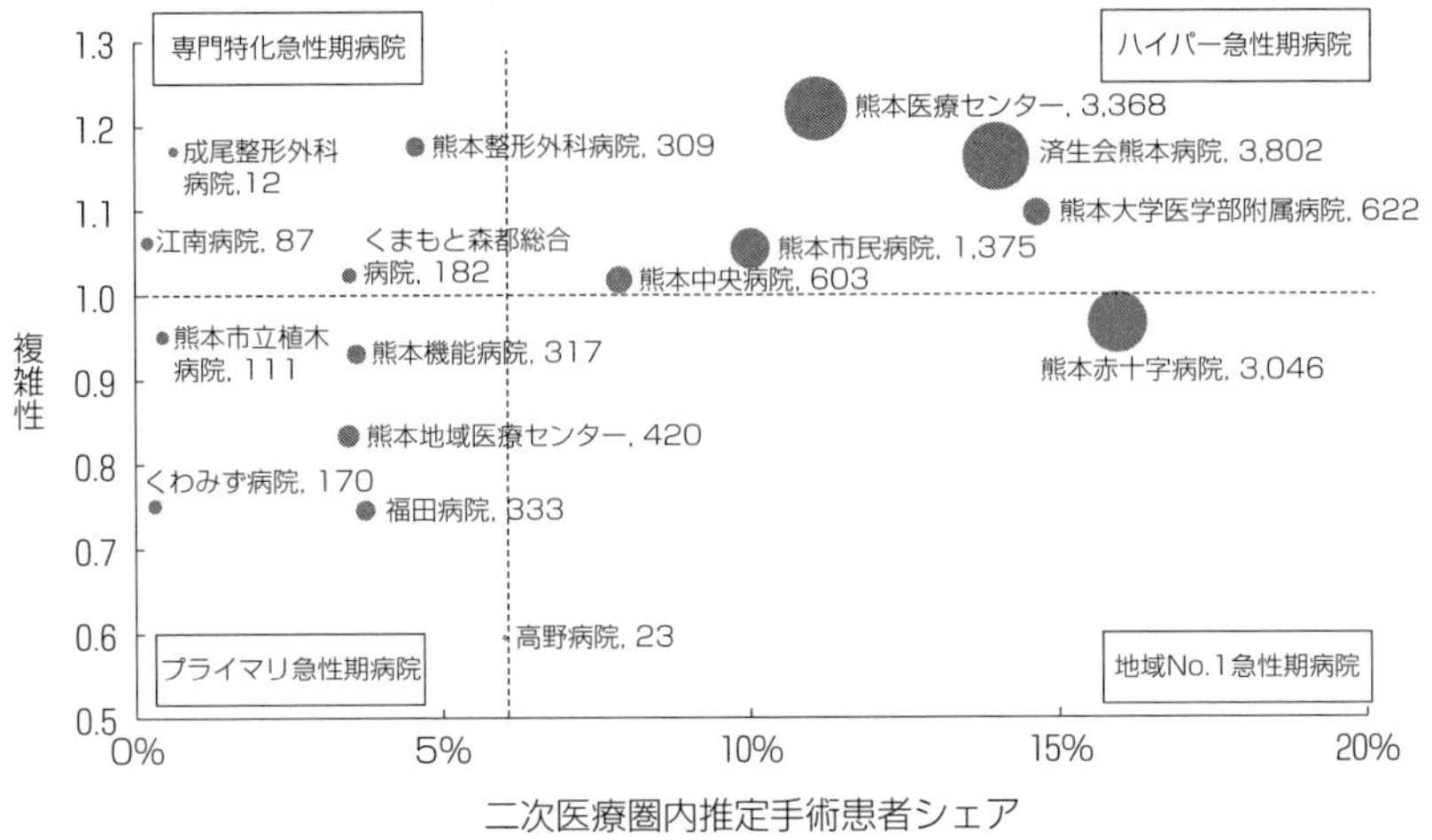

（※）平成 26 年度第 5 回診療報酬調査専門組織・ＤＰＣ評価分科会をもとに作成。バブルの大きさ及び病院名横の数値は救急車搬送入院患者数を意味する。

縦軸の複雑性指数は患者構成によるわけで、複雑性指数が低くなる領域の評価が低く見えてしまう点には解釈が必要である。例えば、眼科や循環器内科などは複雑性が低くなりがちだが、そのことをもってだめだとは言い切れない。循環器内科でＣＡＧ、ＰＣＩ、カテーテルアブレーションなどの短期入院の症例数が多ければ複雑性指数は下落してしまうからだ。

地域におけるポジショニングでは、自院の状況を一枚に落とし込むことも可能であるし、あるいは診療領域別にポジショニングマップを描くこともできる。自院の中での資源配分を考える際には前者が有効になるだろうし、領域ごとに地域の中での立ち位置を把握し、有効な施策を検討する際には後者がよいであろう。

そもそもこのようなフレームワークは固定的なものではない。横軸について手術シェアではなく、全身麻酔にしてもよいだろうし、バブルの大きさも緊急入院とすることも可能なわけだ。何を表現したいかによって様々な軸の取り方があり得る。

急性期病院にとっては、手術を積極的に実施し、複雑な疾患を抱え、救急車対応もしっかりすることが大切であり、だからこそハイパー急性期病院になり得るわけだ。

自院が目指すポジショニングに近づくために何をするか、そして何をしないかゴールから逆算したアプローチを採用することが戦略家に求められる役割である。

2-2　マーケティング・ミックスで考える
〜マーケティング4Pの視点を活用する〜

1　マーケティングの4Pとは何か

市場シェアが高まれば利益率が高くなる。これは経営学の先行研究の教えであり、一般的な感覚とも整合している。

例えば、ハーバード大学のＰＩＭＳ（Profit Impact of Market Strategy）研究では、利益率に影響を及ぼす変数を多数集めて統計解析を行った結果、市場シェアが投資対利益率であるＲＯＩ（Return on Investment）に影響を及ぼしていることが明らかになった。また、ボストンコンサルティンググループによる経験曲線では、累積生産量が2倍になると単位当たりのコストが20〜30％下落することが実証されており、このことは結果として業績向上につながっていくことになる。

多くの病院が新入院患者を獲得し、地域の中でのシェアを高めたいと考えているという現実からすれば、患者獲得こそが重要であり、患者に対してどのように働きかけるかを具体的に考えていく必要が出てくる。

図表2-2-1
―――― マーケティングの4P ――――

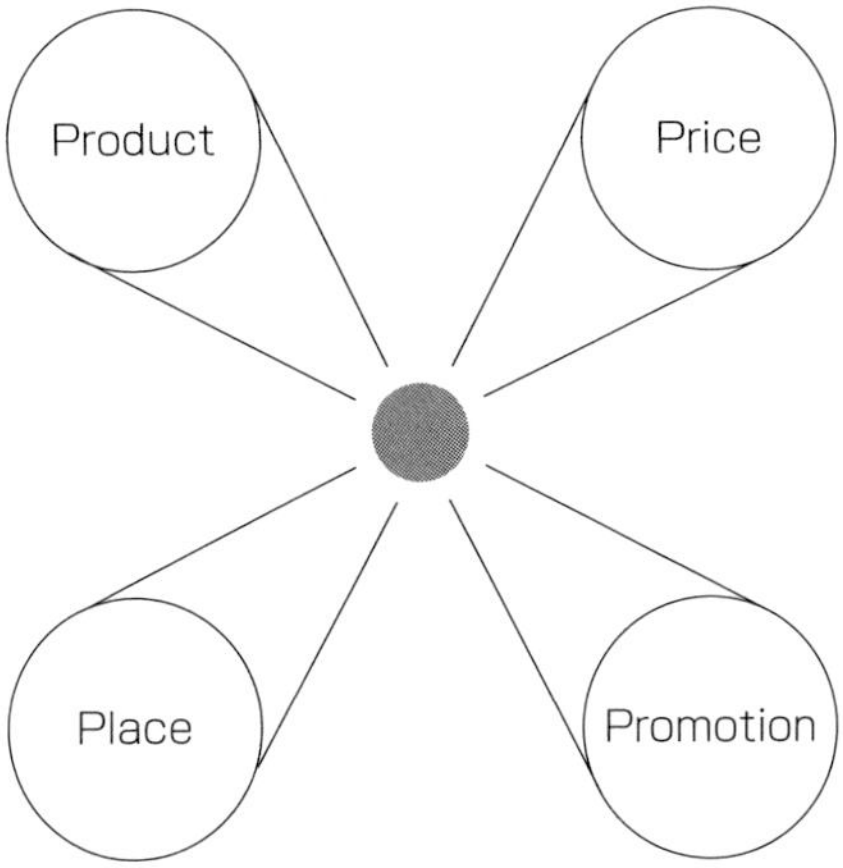

病院は患者というターゲット顧客に対して影響力を行使するためにあらゆる要素を考慮する必要があるが、その変数の集合体をマーケティング・ミックスという。そして、このマーケティング・ミックスでよく知られているのがミシガン州立大学のマッカーシーが提唱した4Pである（図表2-2-1）。

医療の供給側である病院が、ターゲットである患者に対して影響力を行使するためには、製品・サービス（Product）、価格（Price）、場所（Place）、プロモーション（Promotion）の4つの要素を考慮することが重要であり、これらを漏れなく検討することにより打ち手を考えることができる。4Pはこの4要素の頭文字をとったフレームワークである。

2 Product（製品・サービス）

マーケティング・ミックスを構成する第一の要素が製品・サービスであり、これが何よりも重要である。医療は患者の命を預かるものであり、その質が確かでなければ医療機関そのものの存続すら危ぶまれてしまう。

どんなに優れた戦略を策定し、それに合わせた組織を構築したとしても提供する医療そのものが安心・安全なものでなければ顧客である患者からの期待に応えることはできない。だからこそ、医療職は日々、自己研鑽を積んでいるわけだ。

ここで、マーケティングで有名なフレーズがあるので紹介しておく。フィリップ・コトラーと並び、マーケティングの神様の1人といわれるハーバード大学のセオドア・レビットは『マーケティングの近視眼』の中で以下のことを指摘している。

「いつかレオ・マックギブナはこういった。『昨年、4分の1インチ・ドリルが100万個売れたが、これは、人々が4分の1インチ・ドリルを欲したからではなく、4分の1インチの穴を欲したからである。』そして、こう続ける。『人は製品を買うのではない。製品のもたらす恩恵を買うのである。人が金を使うのは、商品やサービスを手に入れるためではなく、買おうとする商品やサービスが自分にもたらしてくれると信じる期待価値を手に入れるためである。人は4分の1インチの穴を買うのであって、4分の1インチ・ドリルを買うのではない。』」

もしもこのことに経営者が気づいていたならば、以下のことを避けられた可能性もある。「アメリカの鉄道会社はかつて独占状態の利益を享受していたが、自らのドメインを「鉄道」と定義した。もしも市場ニーズをくみ取り「輸送」手段と定義したのならば、航空機、乗用車など多角化を考え、斜陽産業になる道を避けられたかもしれない。

患者は医療というサービスを欲しているわけではない。むしろ病院なんていきたくと思っている方が多いのだろう。

結局、健康であることを人々は欲しているのだとすれば、医療周辺にあるサービス展開を考えることも有効かもしれない。

3　Price（価格）

保険診療については公定価格であり、医療機関側に価格決定権はない。企業だったら、自社製品の価格設定がシェアに影響を及ぼす可能性があるのに対して、医療機関の収益は診療報酬の影響を強く受けるという違いがある。ただし、室料差額や健診などの自費診療において価格は重要な意味を持っている。

室料差額の設定においては近隣の同機能病院との比較やアメニティーに対して妥当な金額かを検討し、場合によっては患者アンケートなども実施することが有効になる。特に都市部の病院では室料差額収益は財務的に重要であり、個室希望者が多い結果、個室から埋まっていくという病院もある。

仮に都市部でなくても、不用意な室料差額の減免は見直したいものだ。また、人間ドックは季節変動が大きく、年度はじめなどは閑散期になりがちである。この時期に個人受診をターゲットに価格キャンペーンを実施することも利用者拡大につながる可能性がある。

4 Place（場所）

Place は流通と翻訳されることもあり、製品・サービスが製造者から消費者にたどりつくまでの流れのことを意味している。

一般の製造業であれば、製造業者が卸売業者や小売業者を通じて、顧客である消費者に製品・サービスをとどけている。しかし、医療機関の場合に考えるべき Place は立地あるいは患者獲得の方法になるだろう。一般病院であれば、基準病床数が二次医療圏単位で決まっているので、建替えなどで立地を変更するとしても、その地域の中に限定される。

仮に新築移転でいくつか候補地があり場所の選択に迷っているとしよう。駅前の便利な場所と郊外で交通が不便な場所の二者択一だとした場合、駅前の便利な立地が患者獲得に有利だといわれることが多い。確かにウォークインなどの外来患者は増加するが、軽症患者が押し寄せてしまい、かえって救急車対応や手術等にマンパワーが避けなくなるという可能性もある。

もちろん職員にとっては便利な立地が好ましいだろうが、病院行きのバスを構内まで入れたり、駐車場を確保するとか郊外であっても代替手段はあるかもしれない。

また、患者獲得は病院であれば紹介患者を診療所あるいは中小規模病院からいかに獲得するかを優先すべきである。そのために顔のみえる連携が必要であり、紹介された患者は病態が落ち着いたら必ず紹介元に戻すことを忘れてはならない。

つまり、逆紹介を徹底するという医療政策の方向性に沿った動きを行う必要がある。

5 Promotion（プロモーション）

最後がプロモーションであり、自院あるいは特定の診療科等の認知度を高めるために非常に重要な活動である。

○○総合病院というだけでは患者にはその病院の強みは伝わらないことが多い。その病院でしかできないこと、あるいは特徴を前面に出すことによって差別化を図っていくことが重要である。

看板医師を育てるためにも、広報に力を入れ、そして医療者も自らアピールできるネタを探すよう努めなければならない。ただし、医療法では広告規制があることを忘れてはならない。

2-3 競争環境で優位性を発揮するために

～マイケル・ポーターの競争戦略に学ぶ～

医療の低侵襲化、重症度、医療・看護必要度の厳格化やDPC／PDPSにおける医療機関別係数の影響などもあり平均在院日数が短縮傾向にあるが、人口減少なども加わり容易に新入院患者を獲得できる状況にない医療機関も多いだろう。特に地方ではその傾向が顕著であり、医師不足も加わり、収益性が急激に落ち込むケースも少なくないはずである。

一方で多くの医療機関は急性期を志向する傾向があり、地域によっては競争激化の状況にあることだろう。

ここでは、競争戦略論の権威であるハーバード・ビジネス・スクールのマイケル・ポーター教授が提示した競争環境でいかに優位性を構築するかについてのフレームワークについて取り上げる。マイケル・ポーターはもともと経済学者でありミクロ経済学の産業組織論を専門としており、その知見を活用し、競争戦略の新境地を開拓した。

マイケル・ポーターによるとどの事業分野に進出するか、そして進出した分野の中で有利な立ち位置（ポジショニング）をとることが重要だという。

図表 2-3-1

Five Forces

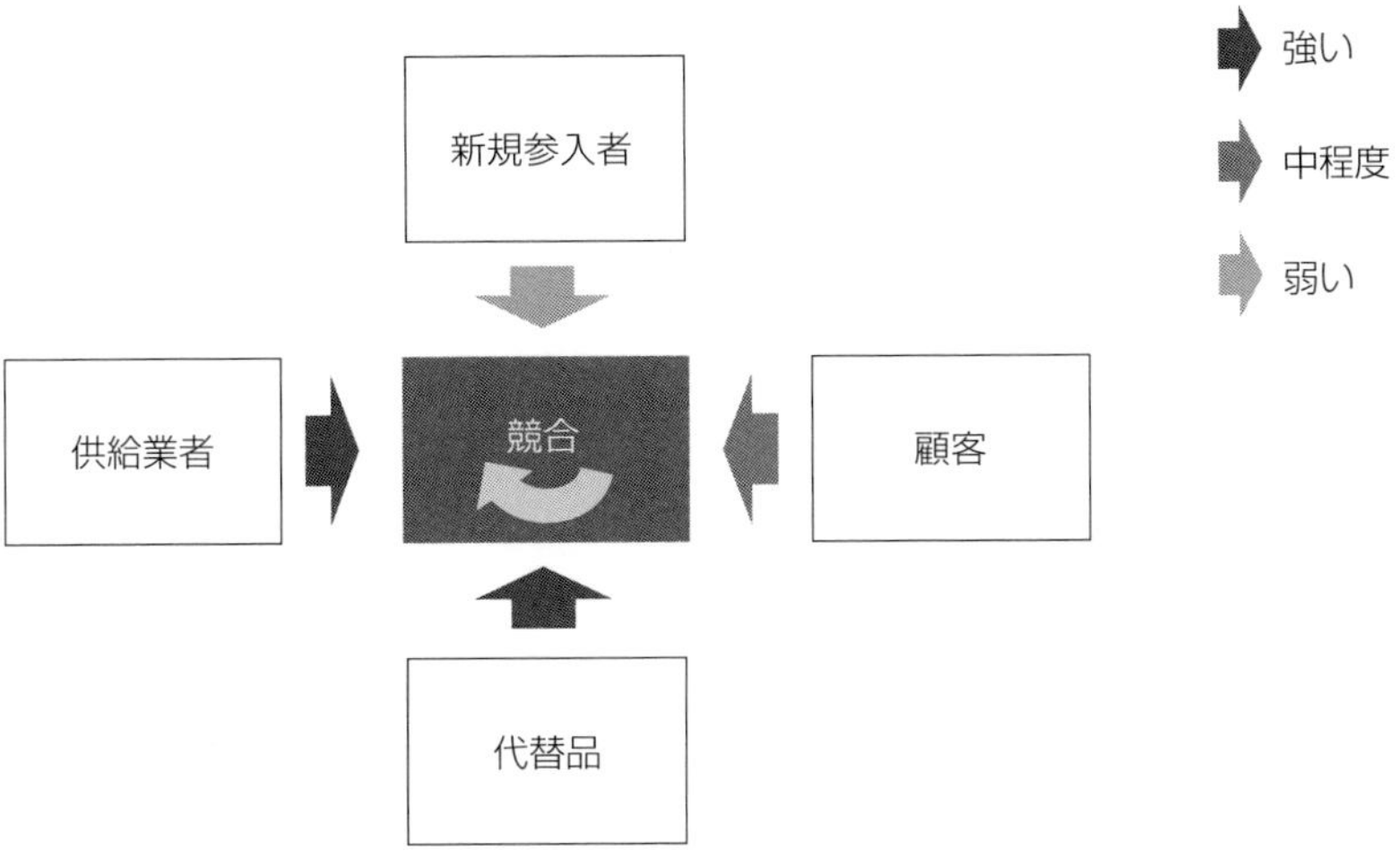

1 Five Forces 分析

競争環境というとライバル病院のことばかりが気になるものだが、事業の収益性に影響を及ぼす要因はそれだけではない。図表2-3-1に示すように自院の周りには5つの競争要因があり、そのプレッシャーの度合いによって進出する事業分野の収益性が決定されるという考え方である。業界構造を検討することによって、期待される潜在的な収益性を予想するフレームワークである。

例えば、競合と同じ診療科を揃え、お互い同じような戦略を採用する場合には真っ向から競争せざるを得ず競争が激しく収益性が悪化することは誰にでも容易に想像できる。

さらに、顧客である患者の要求が激しかったり、供給業者であるメーカーや卸の力が強ければ収益性は厳しくなるであろう。

また、病院の場合には病床規制があるため新規参入は容易ではないが、M&Aなどによって近隣に有力グループ病院が進出してくることもあり得るだろう。

新規参入の脅威は収益性を悪化させる。

最後に、代替品やサービスが出現すれば収益性にとって脅威になり得る。

この5つが業界内での競争の程度と収益性を決定する要因だとされ、有利な業界を選択することが重要であることが主張されている。その上で、自院に有利な戦略的ポジショニングを選ぶことが競争優位を実現するために有効だという。

2 3つの基本戦略

マイケル・ポーターは、採用すべき戦略は3つの基本戦略に集約されることも示している（図表2−3−2）。

まず1つ目がコストリーダーシップ戦略であり、業界ナンバーワンが採用することが望ましいと言われる。最大シェアをもつトップ企業であれば、トップ企業であることのスケールメリットがあり、競合がどの事業分野に進出したとしても同じ事業に追随し、より安価で製品やサービスを提供することが可能となる。それは、事業規模が大きければ、固定費の比率が低くなり、販売量が多いことにより低コストでの生産が可能だということになる。

トップ企業がコスト面でリーダーシップを発揮し、低価格をつければ、競合はその市場から撤退

図表2-3-2　3つの基本戦略

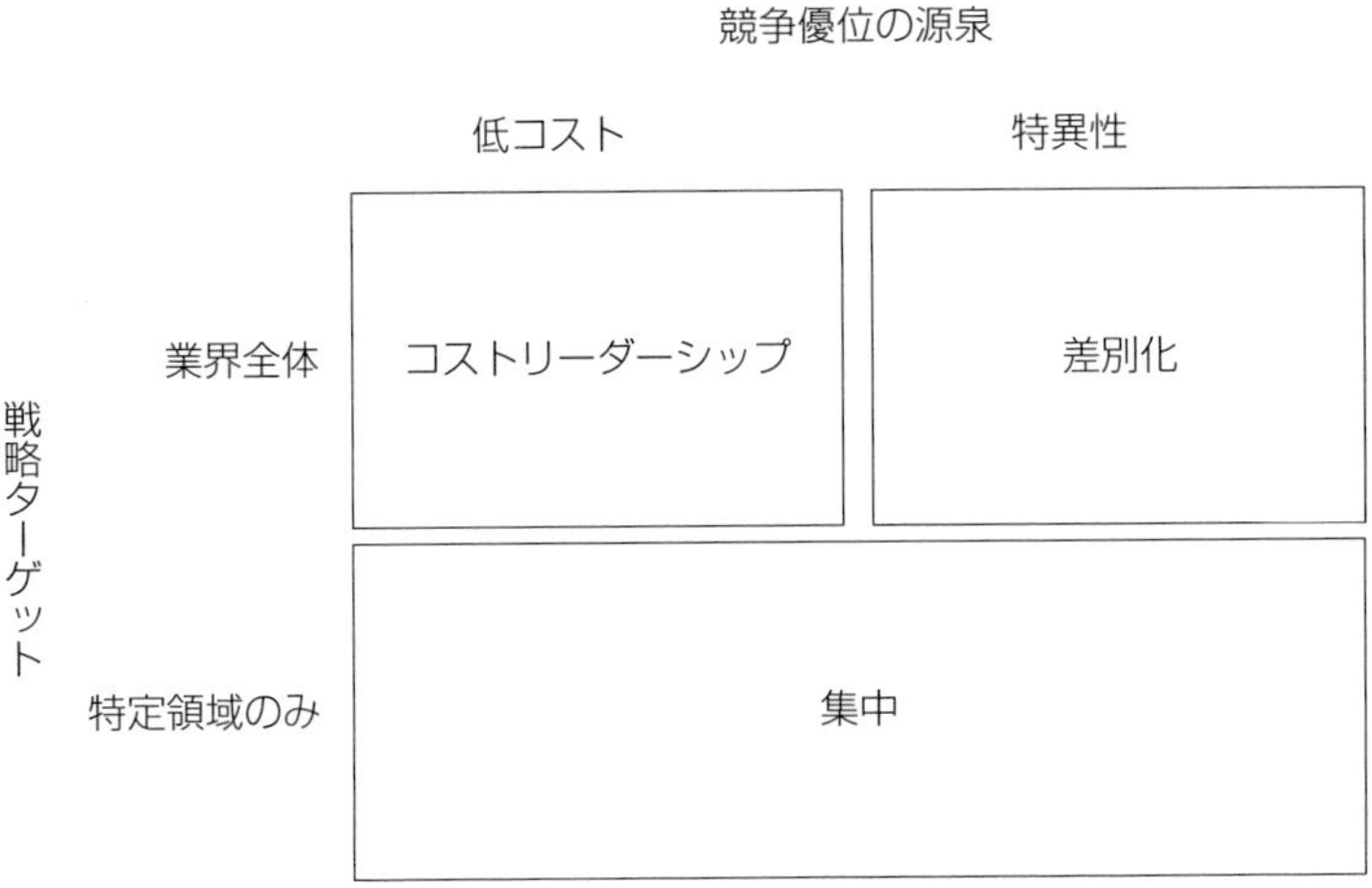

せざるを得ない状況に追い込まれてしまうかもしれない。同じ価格だったとしても、トップ企業は低コストでの生産が可能かもしれず、利益が大きくなり、次の投資を拡大することができることになる。ただし、病院の場合には診療報酬で価格が固定され価格決定権が自費診療以外にはないわけであり、さらに国民皆保険で、かつ高額療養費なども存在するという事業特性があることは忘れてはならない。

2つ目が差別化であり、これこそが競争戦略の本質である。

トップ企業がコストリーダーシップ戦略を採用し低価格競争を仕掛けてきたら二番手や三番手企業が同じ市場で生き残れないかというとそうとは限らない。トップ企業が真似できないような差別化を実現することによって新たな活路が見いだせることもあるはずだ。

標準的な製品やサービスとは一線を画する新機軸を開拓する精神が必要であろう。差別化はブランド構築にもつながるわけであり、患者獲得や優秀なスタッフを集めることについて有利に作用する。

3つ目が集中戦略であり、より狭い地域や特定の顧客、特定の分野にターゲットを絞りそこに経営資源を集中投下し、優位性を獲得しようという考え方である。

コストリーダーシップ戦略や差別化戦略は業界全体を対象とするのに対して、集中戦略は特定のターゲットに絞り込みニッチマーケットを狙う点で異なっている。市場全体に対して同じような製品・サービスを同じような売り方で対応するのでは、特定の顧客セグメントや地域にとって有効ではないケースも存在するだろう。

総合病院を好む患者もいれば、そうではないVIP対応を好む患者もいるだろう。特定領域のみにターゲットを限定する戦略である。

3 戦略グループと移動障壁

同一業界内部でも病院間では収益性に差異があり、その差異を解消するためにより有利なポジショニングを採用したいと経営者ならば考えるはずだ。マイケル・ポーターは類似した戦略を採用する病院群を戦略グループと呼び、業界内部で高収益群と低収益群があったとしても、戦略グループの変更は容易ではなく、移動障壁があるという。

図表2-3-3に示すように、今まで専門特化してきた病院が総合化を目指すケースがあるが、運営ノウハウが異なるため戦略グループの変更は容易ではないかもしれない。また、病院事業だけを

図表 2-3-3

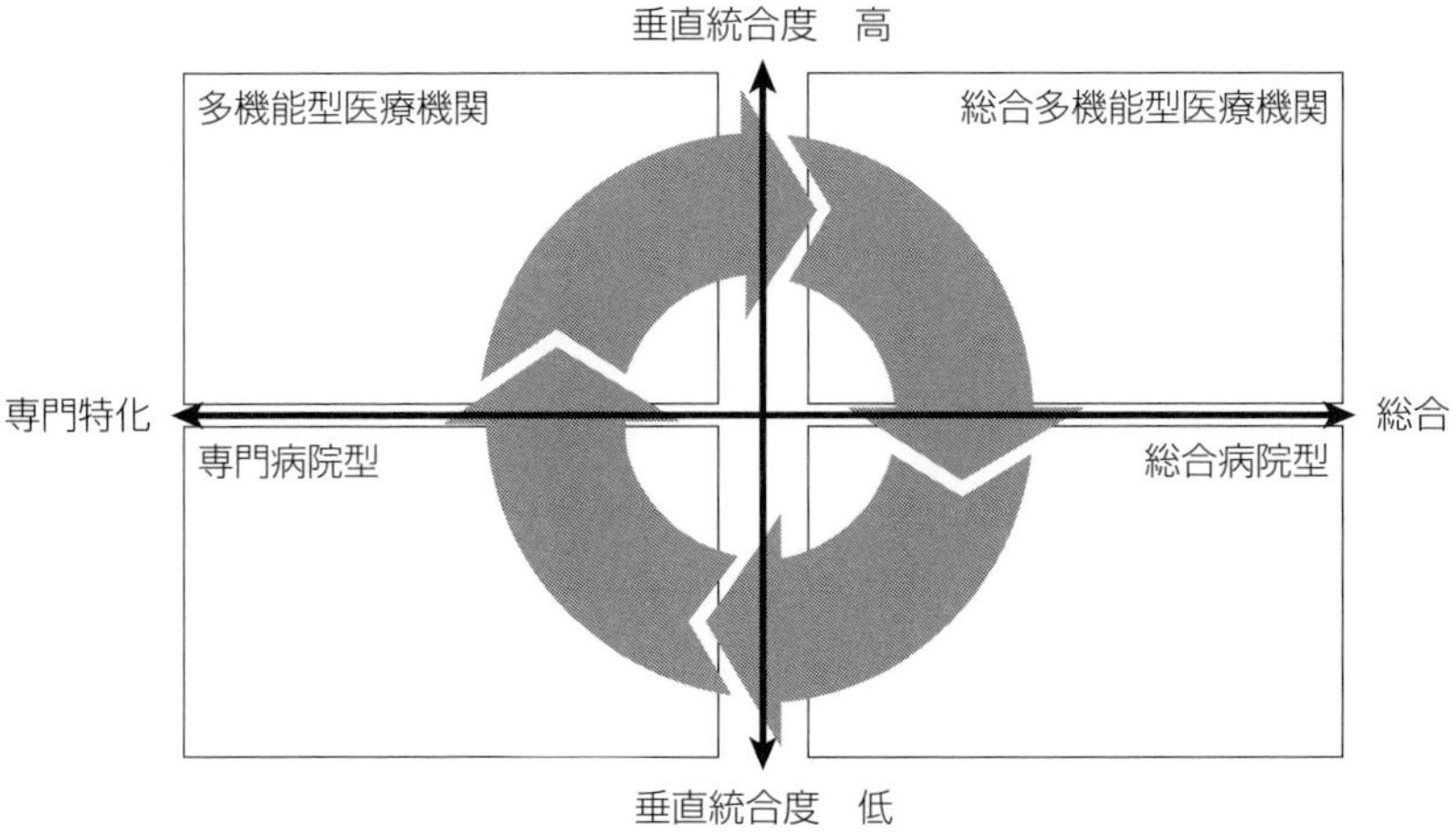

実施してきたが、介護事業などを多機能に展開する垂直統合型のモデルを目指そうとしてもそれも容易ではない。

マイケル・ポーターの競争戦略は経営学を学べば必ず登場するフレームワークであるし、ＭＢＡなどでは必須の知見である。ただ、これを知っているだけで有効な戦略が描けるわけではない。とはいえ、自院のポジショニングを考える際の拠り所にしてみる価値はあるだろう。

2-4　コトラーの市場地位別戦略

～ポジショニング戦略の定石～

1　コトラーの市場地位別戦略

マーケティングの神様と称されるノースウェスタン大学ケロッグ経営大学院のフィリップ・コトラー教授は市場地位によってとるべき戦略が異なることを指摘している。これはいわゆるポジショニング戦略に分類されるものであり、自らの立ち位置によって何をなすべきか、そして何をなすべきではないかがわかるというものだ。

他者と同じことをしていたら、競争環境において優位性を構築することはできない。競争劣位に陥らず、競争優位に立つための定石をコトラー教授は教えてくれている。

コトラー教授は低迷する日本企業に対して「いいものをつくれば勝てるという考え方は間違っている。顧客を知ることが重要である。」ことも指摘している。

医療は患者の命を預かるわけであり何よりも質が高いことが求められている。ただ、患者と医療提供側には情報の非対称性があるわけであり適切に質を評価することは容易ではないかもしれな

図表 2-4-1　市場地域別戦略

マーケットリーダー	占有率No.1が採用する戦略であり、総合的な経営資源を有している優位性を活かして、全方向的な展開を行うこと。積極的な攻勢をするのではなく、チャレンジャーが仕掛けてきたときに、同質化戦略を採用する。
マーケットチャレンジャー	占有率2番手が採用する戦略であり、リーダーが真似できない差別化を図り、市場占有率の拡大を狙っていき、マーケットリーダーを目指していく。
マーケットフォロワー	際立った強みがない2番手以降が採用する戦略であり、コストを削減し、リスクのある行動にはできない、業務効率を向上させて市場の中で生きていく。
マーケットニッチャー	特殊性があり、ニーズが小さいニッチ分野に進出して、大手との競争を避ける。ニッチャーならではの強みを発揮することが有効である。

い。だとしたら、顧客が何を求めているか、マーケティング的発想を醸成することが医療機関にも求められているのだろう。

フィリップ・コトラーは市場における地位をリーダー、チャレンジャー、フォロワー、ニッチャーの4つに分け、それぞれでとるべき戦略が異なることを指摘している（図表2-4-1）。いずれに位置付けられるかは、図表2-4-2の競争ポジションで判別することができる。

業界でシェア№1であればリーダーに、二番手だがリーダーに果敢に挑戦する組織はチャレンジャーに、特異性があれば、ニッチャーに、それ以外がフォロワーということになる。

まずマーケット・リーダーは占有率が№1であり、その組織が採用する戦略は総合的な経営資源を有しているという優位性を活用して、全方向的な展開を行っていくことが必要だという。

トップシェアを有する場合にのみ採用可能な戦略であり、積極的な攻勢を行うことはなく、マー

図表 2-4-2　競争ポジションの判別方法

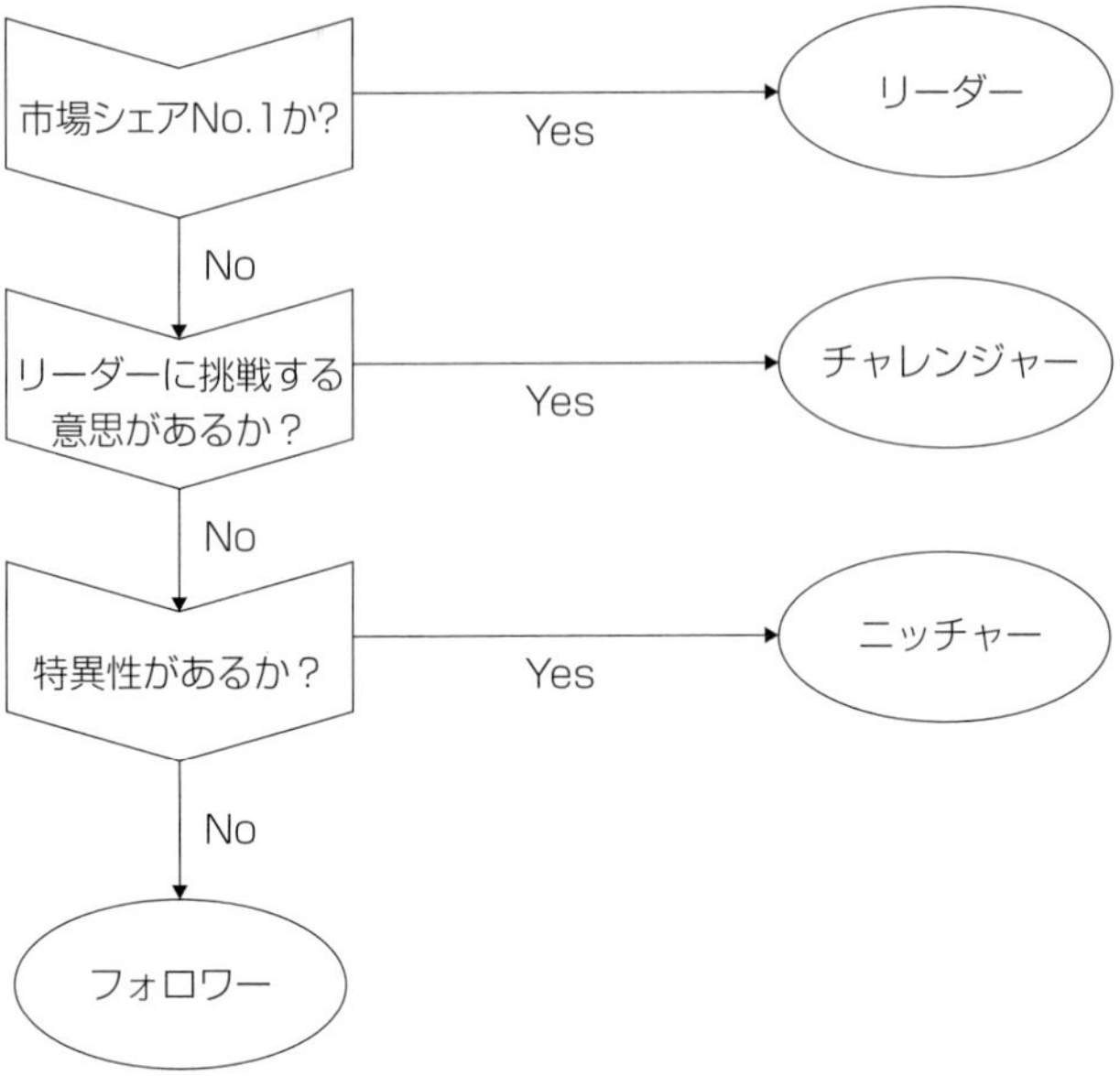

ケット・チャレンジャーが戦いを仕掛けてきたときにはじめて、同質化戦略を採用することになる。

　ここでいう同質化戦略とは、他の組織の真似をするということであり、豊富な経営資源を活かして二番手が勝負してきたときにはすかさず追随していくことを意味する。チャレンジャーの打ち手を全てつぶし、シェア№1ブランドと強みで圧倒していくことが必要となる。

　占有率2番手であるがリーダーに果敢に挑戦するチャレンジャーが採用する戦略は、リーダーが真似できない差別化を図り、市場占有率の拡大を狙っていき、マーケット・リーダーを目指すことである。そして、やがてはリーダーの座を奪い取るほどのシェア拡大を狙っていく。

　ただし、リーダーからシェアを奪うことは容易なことではなく、正面から直接対決をしたところで勝ち目がないことも多い。経営資源が豊富なリーダーのシェアを奪うためには、差別化をいかに図れるかがポイントとなる。チャレンジャーが差別化に成功すれば、リーダーは反撃してくるわけだ。

そこで、模倣されづらい差別化が理想となる。そのためには、リーダーが保有しない経営資源に基づく差別化を図るか、リーダーに何らかの内部事情等があり追随できない領域を狙うという選択肢が浮かび上がる。

例えば、マーケット・リーダーであるA病院は脳神経系領域でトップシェアであるとしよう。脳神経内科及び脳神経外科の医師が充実しており、脳卒中症例ではB病院は太刀打ちできず、そのことが占有率に大きな影響を及ぼしている。

しかし、何らかの差別化によってシェア拡大を図りたいB病院は近隣では実施されていない頻脈性不整脈のカテーテルアブレーションを得意とする医師を招聘し新規領域に乗り出すことにした。それによりマーケット・リーダーのA病院でも同質化戦略が検討されたが経営会議で却下されてしまった。

カテーテルアブレーションは高単価ではあるが、材料費率が極めて高いことがその主な理由とされた。しかし、それだけではなく、脳卒中症例等が減少してしまうことを脳神経外科等の医師が危惧したからだ。リーダーの定石である同質化を行わなかったことにより、B病院が一気にシェア拡大を図りやがては市場地位の変動につながっていくかもしれない。

マーケット・ニッチャーは、他の競合が追いかけない隙間を狙って差別化を行う戦略をとる。特殊性があり、ニーズが小さいニッチ分野に進出して、大手との競争を避ける。ニッチャーならではの強みを発揮することが有効である。ニッチ市場では高収益率の獲得が可能となる場合もあり、ターゲット領域を絞り込み、狭く深く事業展開していくことがニッチャーに求められた戦略となる。

最後に、際立った強みがない2番手以降はマーケット・フォロワーと位置付けられ、その戦略は、コストを削減し、リスクのある行動にはでないことが肝心となる。

業務効率を向上させることに焦点を当てて、市場の中で生き長らえていくことを考えることが求められる。

2　競争と協調　医療において求められていること

競争ポジションによって戦略の定石が異なるわけだが、ここで重要となっているのは市場におけるシェアである。経営学においてシェアの持つ意味は大きく、経験曲線、ＰＰＭ、ＰＩＭＳなどあらゆるフレームワークでシェアという概念が登場する。ただし、病床規制がある医療界では単純にシェア拡大は不可能というケースも存在する。

とはいえ、やはりシェアは重要であり、そのことを考えれば大病院に有利に働く面があることも否定できない。だとしたら、ニッチャーの戦略を追求すべきかもしれないし、さらにそのために限りある経営資源をどのように配分するかを考えていく必要がある。

フィリップ・コトラーの定石は病院の戦略を考える際にも有効な視点の１つではあるが、競争が前提となっている。医療界でも近隣病院と競争しているという事実はあるが、求められているのは協調していくことだ。地域の医療機関が手を取り合い、いかに密接な連携をしていくかが求められている。

医療においても質を高めるための競争は歓迎すべきことだ。しかし、限りある医療費、そして医療資源を有効活用するためには自ら身を引くという決断も時として必要となるわけだ。地域全体を見据え、自らが何をすべきなのか、そして何をすべきでないか、病院経営者には腹をくった決断が求められる。

2-5　規模の経済性と病院経営

～中小病院を大切にした制度設計を～

1　病院に規模の経済性は働くのか

経営学では規模の経済性が働き、規模が大きいほど経済的な効率性が高まると一般的に言われている。累積生産量が2倍になると単位当たりコストが20～30％低減するのが一般的であると言われ、これを経験曲線効果という（図表2-5-1）。

ただし、このような議論が医療において馴染むかは断言できず、大病院ほど効率性が高いと断言することはできない。ただし、大病院が有利であるという考え方もあり、その理由を考えていく。

まず1つ目が医業収益の20～30％程度を占める医薬品・材料費率における購買力だ。購買量が多ければ、それだけ交渉力が高まるのが経済原則であり、有利な調達が可能といえる。ただし、一部の大病院では価格交渉に必ずしも熱心ではなく、年間数億円単位で割高な購入をしているケースは散見される。

国公立などは透明性確保のため、入札をせざるを得ないことからかえって割高になってしまうと

図表 2-5-1　経験曲線効果

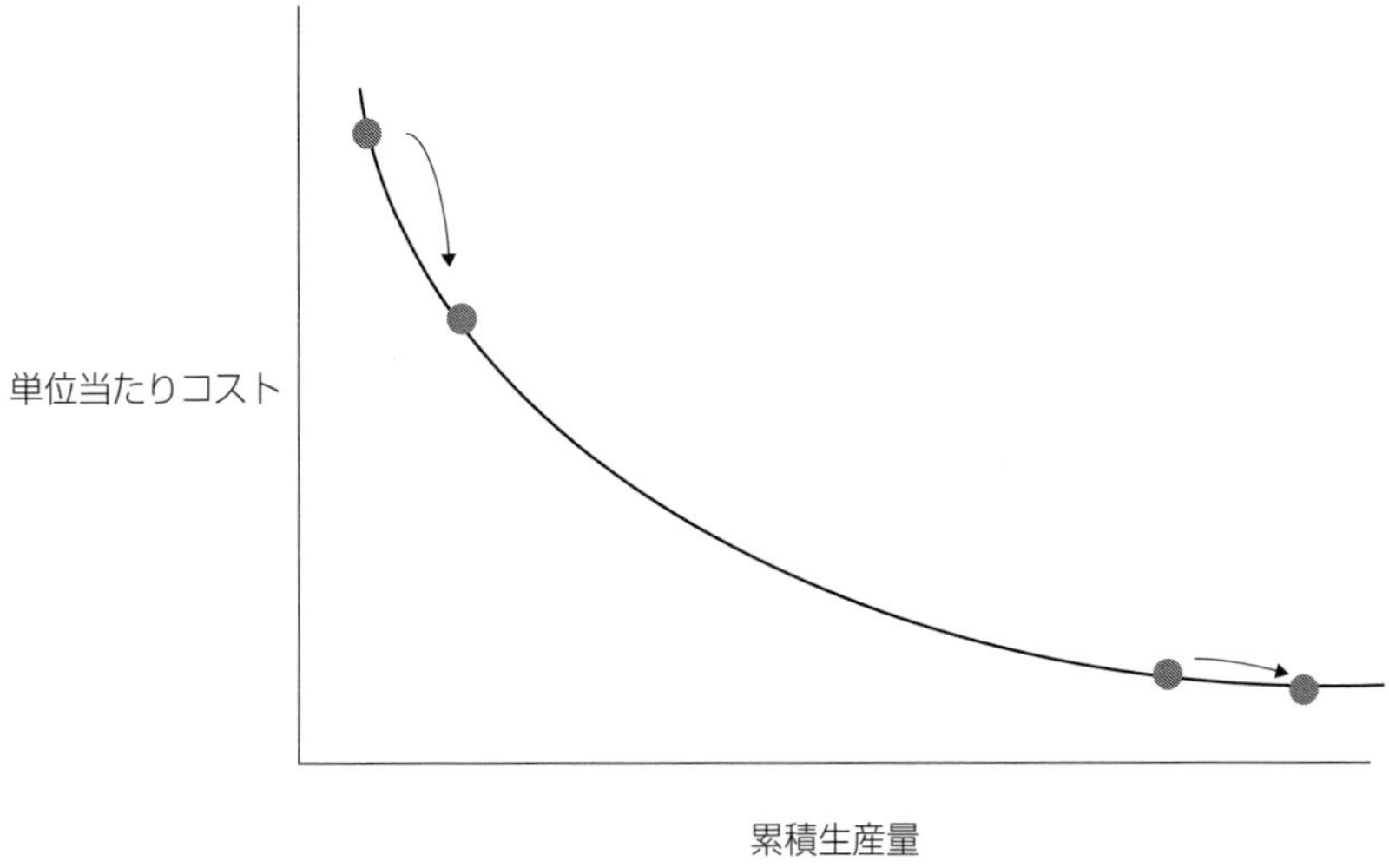

いう現象も指摘される。

2つ目が管理部門などの間接費が低減できる点だ。会計や人事など組織運営には不可欠な部門なわけだが、大規模組織ほどその費用を各部署で負担できるため効率的だとも言われる。

理屈通りではそのとおりなのだが、実際は大規模組織ほど大きな管理部門を抱えがちである。職員数が増えれば、それだけ仕事も増えるわけであり、大量の人材を採用してしまう傾向がある。仕事があるから人が増えるのが一般的だが、一度増えた職員数を減らすことは容易ではない。人がいれば、仕事が増えるという面もあるわけだから。病院経営層としては、規模よりも質を追求する運営に徹すべきで業務の見直しは常に行うことが求められる。

3つ目が医師・看護師などの採用がしやすくなるという点だ。大病院では各診療科で相応の医師数を抱えることが多く、1人当たりの負担が小さいというケースも少なくない。あるいは、今日のように専門分野が細分化された医療界において自分が得意とする分野に注力できるというメリットがあるかもしれない。また、看護師についても大きな組織ほど人数のやりくりがしやすくなるという傾向があるだろう。

ただし、大病院では「この分野を極めたい」という看護師が多くなる傾向もあり、容易にローテーションがしやすくないという現実もあるだろう。

4つ目がDPC/PDPSにおける機能評価係数Ⅱなどで有利な扱いを受けることだ。カバー率係数は、病床数との相関が極めて強く、大きいことがよいことだと言っているようにも感じされる。もちろんいつくるかわからない特殊な疾患についても対応できることを評価しているわけであり、個別にみれば赤字症例にも対応しているのは事実だ。

その他、地域医療係数における体制評価係数は大病院ほどポイントが取りやすいし、定量評価係数は地域におけるシェアであるから、大きくないと評価は上がらないという現実もある。その他にも、効率性係数、複雑性係数、カバー率係数など年間12症例以上の診断群分類が評価対象であり、その閾値を超える割合は大病院ほど多くなるわけだ。また、医療機関群の実績要件においても大病院ほど有利だという側面は否定できない

2 症例数の集積が重要

このように考えていくと一般論としては大病院ほど有利に病院経営が行えるように感じられる。

ただ、実際は大病院だからといって赤字のケースもあるわけであり、中小病院が優れた利益率であることも少なくない。大きいことがよいことだとは単純には言えないだろう。

そもそも大病院を1つの方向に動かすことは政治的な圧力もあり、容易ではない面も存在するわけだ。規模の不経済という現実もある。

ただ、医療において最も大切なことは質だろう。命を預ける病院の医療の質が低ければ患者を集めることはできない。

では、大病院は質がよいのであろうか。確かに医療安全などに専従者を配置しやすくなるなどのメリットはあるかもしれないが、職員数が多くなればそこにバラつきが生じることはやむを得ない。実際に大病院の訴訟案件などが急激に増加している。

医療の質も様々な見方があるわけだが、多くの急性期病院において新入院患者の半分近くを占める手術成績は重要である。一般的に症例数が多いほど、成績がよくなると言われている。症例数の定義も病院全体であったり、執刀医当たりだったりデータ収集の仕方に依存するわけだが、件数をこなしていれば効率的な運用ができることは想像に難しくない。これが医療における経験曲線効果の1つなのであろう。

ただ、このことは大病院に該当するとは限らない。大病院では多くの診療科が存在し、手術枠が限定されてしまうのが一般的だ。症例数の集積のためには、むしろ特色のある中小病院の方が有利になるケースもあり、それが突出した専門病院を生み出す。

ただし、専門病院では合併症を持った患者への対応力が大病院よりも限定されてしまうことは多い。これはある意味仕方のないことだが、合併症症例は手術成績もよくないかもしれないし、自らの立ち位置を踏まえた戦略を考えることが必要だろう。

ただし、中小病院の全てが専門病院になれるかといったらそうではない。特に田舎の中小病院では専門特化は夢のような話に過ぎない。

3 中小病院はどう生きていくのがよいか？

では、中小病院はどう生きていくのがよいのだろうか。

地域包括ケアシステムを支える中心的な役割を果たすべきであろう。もちろんその役割は地域により異なるものだが、中小病院では地域包括ケア病棟（病床）を積極的につくることが望ましいし、そこで診療密度が高くない救急患者や大病院からの早期転院患者を受け入れ地域医療を支えてほしい。さらに、在宅や介護との懸け橋なる役割も中小病院ならではだろう。

どこも新入院患者の獲得に苦労しているわけだ。その中で、際立った存在感を示すことが地域に対するアピールになることは言うまでもない。手術患者の獲得を競えば、結果はすぐに出ないかもしれない。でも、在宅との接点をより強化した施策は中小病院ならではだろうし、さらに強化してほしい。地域医療構想でこのような議論が展開され、中小病院がさらに輝くステージを期待したい。

我が国医療は民間中小病院によって成り立っているという現実を忘れてはならないし、中小病院を大切にした制度設計が必要である。

2-6　経営者に求められる英断

～ＰＰＭに基づく資源配分の変更～

1　病院における管理会計

病院は総合的なラインナップの診療科を有すべきであると信じる方も多いことだろう。そのことが○○総合病院という名称に反映されている。しかし、あれもこれもやることが本当に必要なのか、病院の財務業績が冷え込んでいる今だからこそ、改めて考えてみる必要がある。

ただ、不採算診療科をどう特定するかは容易なことではない。誰もが納得し得る診療科別損益を計算することは難しいことであるし、数値だけでは測れない付加価値が存在している可能性もある。

企業であれば、事業部ごとの損益管理をするのは当然のことであるし、業績によっては部署の廃止やM&Aによる売却などの選択肢も浮かび上がってくる。商品や製品の販売価格を決定するためには原価を把握する管理会計の導入は不可欠なわけだ。

しかし、病院の場合には事業部制というよりも機能別組織が採用されており、結果として部門別の損益が不明確になっている傾向がある。もちろん内部情報として診療科別管理会計を実施しているケースもあるだろう。しかし、その結果によって経営意思決定が変わるかといえば必ずしもそうではない。

管理会計の難しいところは、部門共通に発生する間接費を各診療科などの原価集計単位に対してどのように配賦するかということだ。避けては通れないプロセスではあるものの、配賦基準を変えれば各部門の見え方まで変わってしまう。

例えば、CTについて撮影回数で配賦することにした場合、あの診療科とは1件当たりの撮影時間が違うとか、救急が多いため深夜にとる診療科の費用は多めにすべきだとかいろいろな意見がでてくるものだ。また、外科系の診療科の業績が優れるのは、手術室を使っているからであって、そこには相当な費用がかかっていると主張される。麻酔科や看護師等の人件費だけではなく、材料費、委託費、減価償却費などを各診療科に正確に割り当てることは容易ではない。そもそもあの診療科はいつも予定の手術時間を超過しているなどの批判も噴出するかもしれない。

さらに、収入すらも各診療科に適切に反映されていない場合もある。外科の入院患者の内視鏡やERCPなどを消化器内科が実施しても、その収入は主科である外科に反映されることもあるだろう。人間ドックの内視鏡を消化器内科が実施しても、その収入は健診部門に計上されてしまう。また、内分泌代謝内科や形成外科などコンサルテーションや多科のフォローが多い診療科は収入そのものが少なくなってしまうかもしれない。ただ、多大な付加価値を病院に提供しているという事実もある。

だとすると不採算診療科を誰もが納得しうる結果として特定することは容易ではない。だからといって経営者として不採算部門を把握することは重要であるし、あらゆる批判を受けたとしても意思決定をすべき時はある。

業績を向上させるためには差別化を実現する必要があり、そのためには資源配分の仕方を変更することが求められる。病院によっては各診療科に均等の予算であったり、設備投資も公平性を期するという観点から順番に行っていたりする。

しかし、それでは突出した分野をつくることはできない。頑張っている診療科に、あるいはこれから輝かせたい領域に思い切った投資を行う場面も必要だ。その際に管理会計は有益な情報を提供してくれる。

2　PPMによる資源配分

病院は収益性を高め、大きな黒字を計上することが目的ではない。あくまで地域の医療に貢献し、社会的資源として存在感を持つことが重要である。

財務的には不採算の診療領域であっても、高い付加価値があり、むしろ差別化の源泉になっていることもある。収益性だけで判断すると重要な何かを見失うことを忘れてはならない。

例えば、ロボット支援手術について手術時間は長くなるし、材料なども多くかかるわけであり、収益性という点では他の手段を選んだ方がよいかもしれない。平成30年度診療報酬改定で従来の泌尿器科領域だけでなく、新たに12の手術手技に保険適用が開始されたが、その点数は腹腔鏡手術と

図表 2-6-1　PPM（Product Portfolio Management）

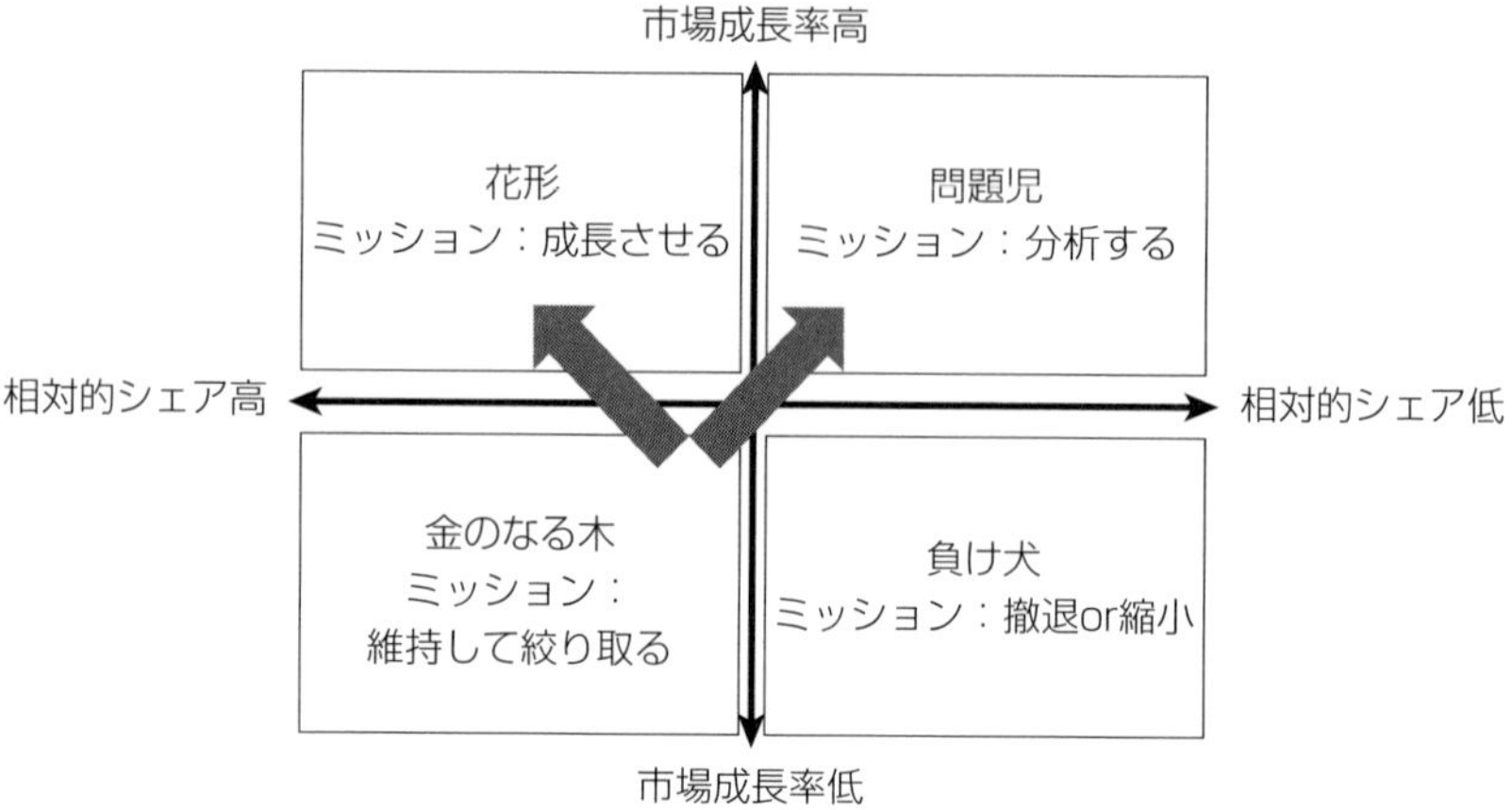

同じになった。明らかなエビデンスがないということがそのような評価になった理由だ。しかし、外科医としてはロボット支援手術に挑戦したいという思いを持つだろう。

だとしたら、かなりの額が持ち出しになったとしても、質がよい先端的な医療を求めて投資をする病院が増加することは不思議ではない。その実績は他の領域でカバーしていくという発想も重要である。

ただ、資源配分を考える際には思い付きや感覚だけで決めることは避けたい。図表2-6-1はボストンコンサルテーグループが提唱したPPM（Product Portfolio Management）というフレームワークであり病院経営においても一定の有効性があると考えている。

横軸には相対的市場シェアの高低を、縦軸には市場成長率の高低をとり、4つの象限を設ける。各象限には診療科などの責任単位をプロットする。横軸のシェアはDPCデータなどからかなり正確に把握することが可能だ。地域の医療機関が特定の手術を何件実施しているかデータの開示があるからだ。縦軸の成長率は厚生労働所が3年に1回行う患者調査などから過去の趨勢を把握することができ、将来予測の材料を与えてくれる。

このPPMは経験曲線効果と製品ライフサイクル仮説が前提となっている。経験曲線効果は累積生産量が2倍になると単位当たりのコストが20～30％低減するというものだ。シェアが高くなると低コストになるから同じ診療報酬の中では利益が増加するということになる（図表2-5-1参照）。

製品ライフサイクル仮説は、人間と同じく製品やサービスにも導入期、成長期、成熟期、衰退期があり、そのタイミングによって投資をすべきか、刈取りの時期と位置付け投資を回収するかの判断をする。導入期や成長期には投資をし、やがて迎える成熟期や衰退期は回収時期ととらえるものだ（図表1-6-3参照）。

左下の象限にある「金のなる木」はシェアが高く現在は高収益事業であるが、今後成長が見込めない領域であるから積極的な投資の対象とは位置付けない。ここで稼いだ資金を「花形」や「問題児」に投資していくというフレームワークである。

「花形」は現在でもシェアが高く強みがあり、今後さらに成長するわけであるからこの領域での競争力を維持しなければならない。ただし、「花形」もやがては低成長を迎えるというのが製品ライフサイクル仮説の教えだ。だとしたら次の「花形」を育てるために、「問題児」について分析してみる必要がある。

今はシェアが高くなくても、その領域で勝負できるか検討しなければならない。そして「負け犬」からは撤退するという選択もでてくるだろう。

今後、高成長が予想される領域として、大腸がん、すい臓がん、肺がん、前立腺がんなどがあるだろうし、一方で胃がんや肝臓がんなど減少傾向の領域もある。

管理会計を実施しても、いくら詳細にＰＰＭ分析をしても、それが実態と乖離する可能性もあり、今後どう変化していくかを完璧に予想はできない。イノベーションが生まれるかもしれない。かといって何も決めず何の手も打たなければジリ貧になってしまう。

最後は経営者の意思決定が求められており、その英断が組織を成長へと導く。

2-7 PIMSから得られた知見

~シェア拡大が収益性を高める~

1 PIMSプロジェクトとは何か

PIMS（Profit Impact of Market Strategy）研究は、マイケル・ポーターの競争戦略よりも前の1970年頃からハーバード大学の別のグループで始められた大規模プロジェクトであり、市場戦略が利益に及ぼす影響を実証的に調査しようとしたものである（なお、戦略論のバイブルと称されるマイケル・ポーターの『競争の戦略』は1980年に発表された）。経営学における初期の大規模実証研究として有名である。

このような研究が始まったのは1960年のGE社に遡る。当時のGE社は多角化した大企業であり、各事業の詳細を把握できない状況に陥っており、事業の選択と集中を行うために利益がでる要因を実証的に調査するプロジェクトを開始した。その後、バゼルなどの研究者によりマーケティング戦略が利益（ROI）に及ぼす影響が明らかにされていった。

なお、ROI（Return on Investment）とは、投資から生まれる利益であり、分子に利益を分母に投資額をとり計算されるものである。

ＰＩＭＳ研究では、６００社もの企業が参加し財務諸表では明らかにされない部門別の損益やコスト、品質などの数々のデータを収集し、戦略と収益性の関係を分析した。その結果、収益性に最も強い影響を及ぼす因子が市場シェアであることが明らかにされた。

具体的には、市場シェアが10％ポイント増加するとＲＯＩが３・５％ポイント改善されることを指摘している。さらに、市場シェアが高く、かつ高品質である際にＲＯＩが最も高くなり、リーダー企業のシェアが高い場合に最も収益性が高くなる。

つまり、２番手企業が相対的な品質の優れない中で、コストリーダーシップ戦略を採用したところで儲からないことを意味している。当たり前の知見とも考えられるが、大規模データで実証したことには意義があるだろう。

さらに、ＰＩＭＳ研究では、品質とマーケティング関連支出がＲＯＩに及ぼす影響についても調査している。ここでは、品質が低く、マーケティング関連支出が多いときにＲＯＩが最も低くなることが明らかにされている。

つまり、低品質にかかわらず過大な広告宣伝をしたところで品質の欠陥を補うことはできないことを意味している。

シェア拡大には高品質が重要であり、それによって高い収益性を獲得できるというのがこのＰＩＭＳ研究から得られた知見である。

2　シェア拡大に必要なこと

ＰＩＭＳ研究が指摘したことは医療においても成立する可能性があるだろう。病院では、地域におけるシェアを拡大するために診療内容の標準化の取組みが熱心に行われ、そして医療の質向上のために日夜努力が行われている。広告宣伝については規制があるものの、診療実績の適切な広報は今日の病院経営において重要な要素となっており、各医療機関が力を入れているはずである。地域住民は単なる総合病院としての理解しかなく、特色が周知されているとは言えないことが多々ある。

病床規制がある中でシェアを拡大するためには総花的な事業展開では支障をきたすはずである。特に都市部の競争激化地域に立地する中小規模病院が総合的な診療内容のラインナップを揃えたところで、大規模病院にはシェアで負けてしまう。シェアが低いということは、収益性が低くなるわけでありジリ貧に陥ってしまう。ただし、病床数だけでこのことを判断するのは危険である。

田舎に立地しており、唯一の存在であるならば地域医療を支えるために総合的なラインナップを揃える必要があるだろうし、それによってシェアを維持できる可能性もある。とはいえ、地方から都市部にはがん患者などが流出するのが一般的であり、どこまで自院で対応すべきかの見極めは必要になるであろう。一定の需要が期待できないところで医療提供を行っても不幸な末路をたどるだけだ。

一方で地域No.１の大規模病院ではそもそも保有する病床数やスタッフ数に加え、患者の大病院指

図表 2-7-1

再診患者患者1人1日当たり外来診療単価の状況

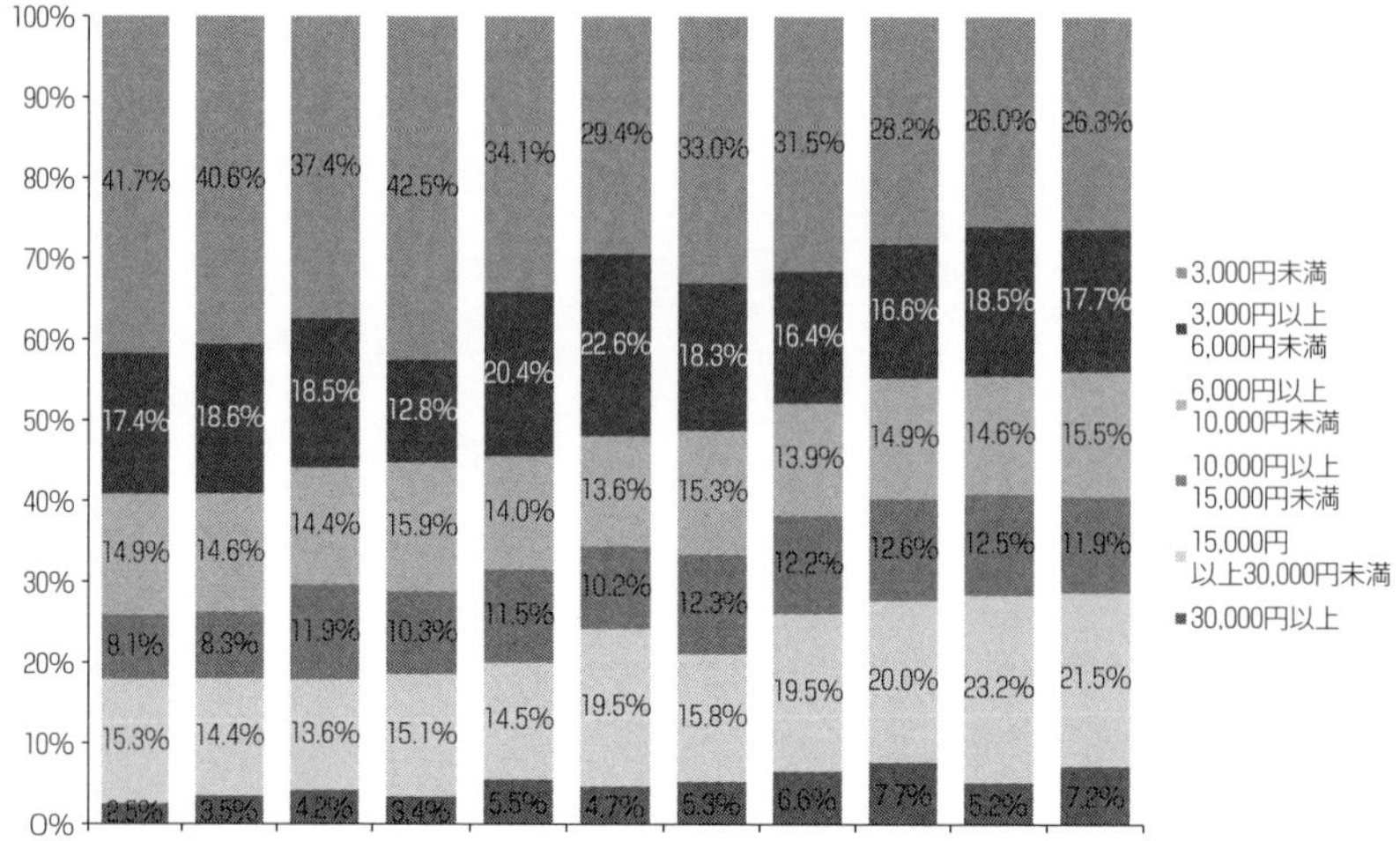

向もありシェア拡大が図りやすい環境にあると言えるだろう。ただし、ここでも地域の医療提供状況を見据えて単に総合的であることから決別すべきときもある。

循環器や脳神経、整形外科など有力な専門病院が同じ医療圏に存在するにもかかわらず、その領域にこだわったところで機能分化に支障をきたすし、収益性も悪化してしまう。むしろ強い診療科や他の医療機関で提供できない領域に医療資源を重点的に配分することが功を奏する。

また、地域中核病院ではシェアを拡大しようとして外来患者を抱え込み過ぎるケースも少なくない。外来患者が減ると入院患者にも影響があるのではないか、そもそも外来収入が減少してしまうのではないかと考える病院経営者は少なくない。

しかし、病態が安定し長期処方をしている再診患者などは入院する確率が低く、一般外来は地域の医療機関にお任せすることが望ましい。診るべき患者に対して適切な診療を行えば、入院患者が減少するようなことはない。

また、外来の再診患者は単価が低く図表２−７−１に示すようにおよそ半分が５、０００円未満である低単価の患者が減れば全体の単価は上がるわけであり、やはり地域と連携し適切な逆紹介を推進することが望ましい。

３　地域医療推進法人、あるいはＭ＆Ａという選択

中小規模病院では前述したような専門特化により突出した領域をつくることができる環境にある病院以外はシェア拡大が困難となる。

そもそも医業収益の約50％が人件費であり、それ以外にも外部委託や減価償却費など固定費が多い業種であるため小さいほど固定比率の上昇をもたらし不利になりがちな財務特性がある。そこで強力なアライアンス（提携）あるいはＭ＆Ａという選択肢が浮かび上がってくる。

昨今、地域医療推進法人への手上げの動きなどがあり、異なる法人間で今後どのような展開が行われるのか興味深いところであるが、中小規模病院の生き残り策として有力な選択肢の１つであることは間違いがないだろう。あるいは、Ｍ＆Ａを行い強力な医療法人グループの傘下に入るという選択も後継者難である場合には選択肢になるだろう。

いずれにしろ、中小規模病院が単独で生き残っていくためには戦略的な行動が求められる。

一方で大病院だから安泰という時代ではなく、大きいことだけに甘えて何もしないのではシェア

は失われていくばかりだろう。地域医療の未来を見据えた適切な資源配分を行うことが求められている。

2-8　なぜ多角化をするのか？

～事業継続性と地域の実情を見据えた意思決定を～

1　アンゾフの成長ベクトル

組織が多角化を考える際には市場と製品が鍵を握り、アンゾフはこれらを二軸にとり成長ベクトルを提唱している（図表2-8-1）。

まず市場浸透戦略は既存市場に対して既存の製品でシェア拡大を狙うものであり最もリスクは低いが、得られるリターンも限定的になる可能性がある。既存市場は現在の顧客であり、現在の製品やサービスでシェア拡大を図るためには競合に対する優位性を構築する必要がある。品質がよいことに加え、それを適切に広報する仕組みなどが重要となる。

次に、既存製品を新たな市場に提供するのが新市場開拓戦略であり、医療機関の海外進出、あるいは海外富裕層に対する国内での医療や人間ドックの提供などが例としてあげられる。

既存市場が飽和化している状態では、シェア拡大を図ったところで需要は限定的となる。特に高齢化により人口減少が著しい地域では新市場の拡大に向け、診療圏の拡大等を行うか、あるいはダ

図表 2-8-1
——成長ベクトル——

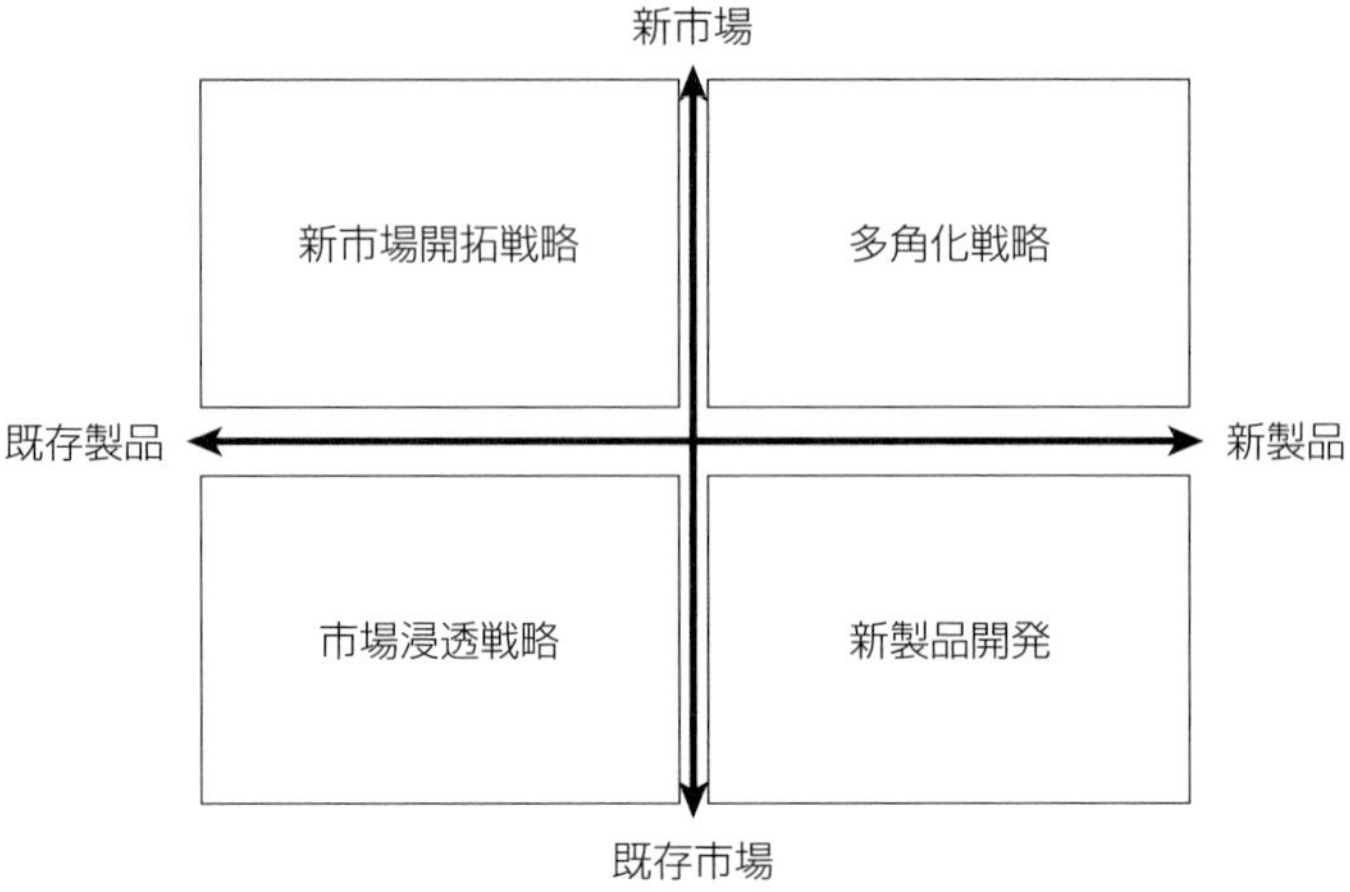

ウンサイズが現実的な選択肢となるだろう。

一定程度リスクのある挑戦を行うのであれば、既存の市場を対象とし新たな製品を開発する新製品開発戦略を採用することもある。製品ライフサイクル仮説によれば、新たな製品が市場に投入されてからいずれは衰退していくことになる（図表2-8-2）。だとすれば、新たな製品やサービスを開発し、既存の顧客リストを活用し売上を拡大していくという選択もあるだろう。

医療需要が停滞するのであれば、健康増進のためにフィットネスクラブやサプリメントなどの事業展開もあり得る。ただ、病院のような規制事業ではなく、新規参入も容易であるためビジネスセンスが問われることは言うまでもない。もしくは、病院が介護事業に進出することや卸業者としての機能を有することも多角化といえるだろう。

マイケル・ポーターが指摘するように戦略グループには移動障壁があり、異なる戦略を採用することは容易ではないことを忘れてはならない。

図表 2-8-2　製品ライフサイクル仮説

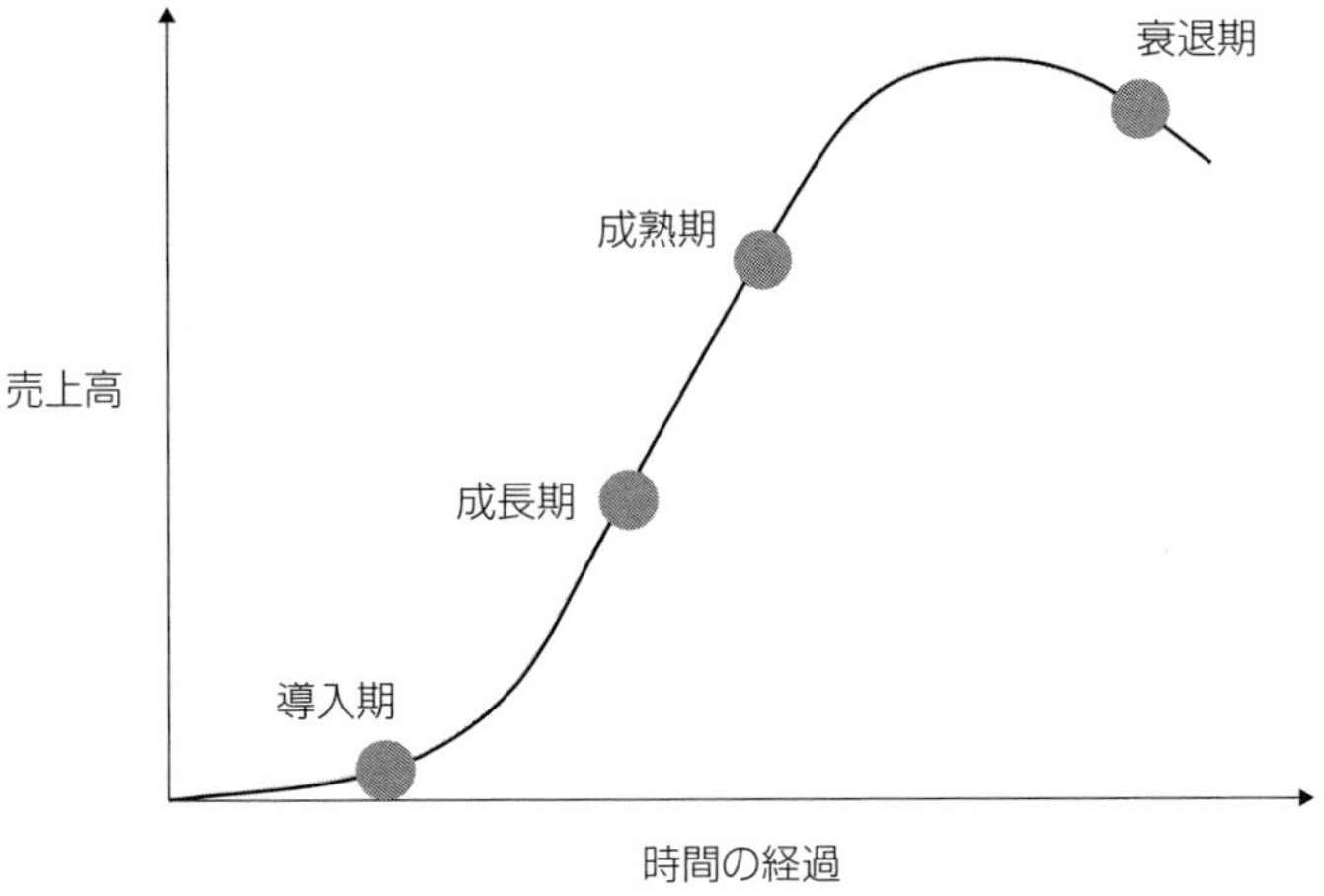

最後に新市場に対して新製品を提供するのが多角化戦略であり、最もハイリスクになるが、期待するリターンも大きくなる。

2　なぜ多角化をするのか？

多角化にはリスクがある。にもかかわらず経営者は多角化による事業拡大を好む傾向がある。その理由はどこにあるのだろうか。

一般的には、既存事業の衰退、リスクの分散、未利用資源の有効活用、範囲の経済性があげられる。

まず1つ目の既存事業の衰退は前述した製品ライフサイクルを前提とすれば当然訪れることになる。図表2−8−3は、厚生労働省が3年に1回実施する患者調査の受療率の結果であり、肝・肝内胆管の悪性腫瘍の需要率が入外ともに下落している。

受療率は病気の発症率とは異なる概念であり、ある一定時点で入院している患者を対象に計算するた

図表 2-8-3

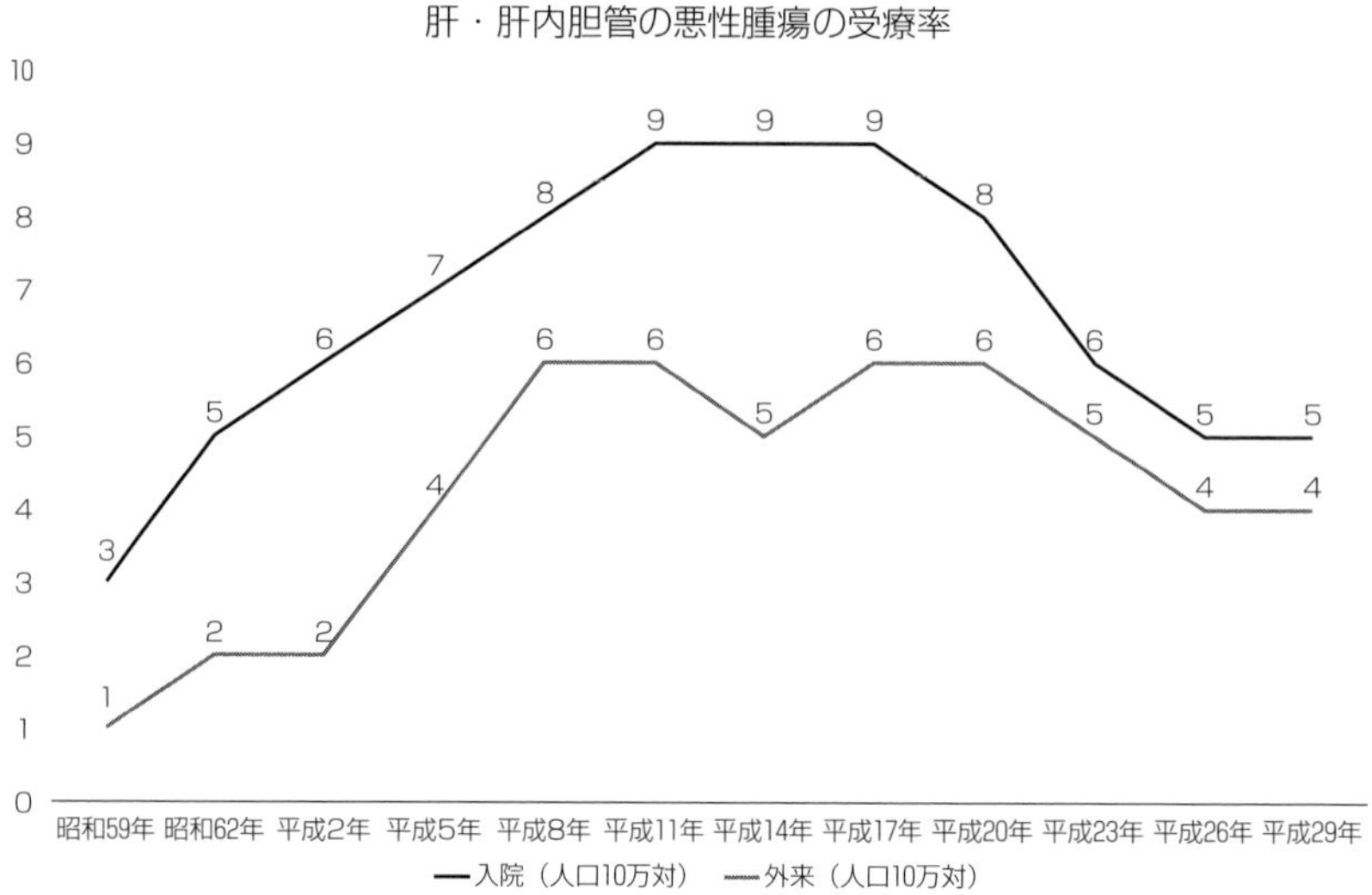

（※）厚生労働省、患者調査

め在院日数の短縮や化学療法等の外来化の影響は無視できない。しかし、同じ消化器系疾患であっても図表2−8−4に示すように大腸の悪性腫瘍は横ばいであることを考えると発症そのものの変化も関係していることが予想される。

医療においてもイノベーションがあり、多角化をしないと中長期的な成長が実現できない可能性がある。

2つ目が単一事業だけだと好不調の波があり安定的な経営ができない恐れがあり、リスクを分散したいと経営者は考える。ある診療領域の需要が伸びることは、他の領域が減少することを意味するかもしれない。

例えば、循環器内科が狭心症患者に対してPCIを積極的に実施することによって、心臓血管外科の症例数は減少するかもしれない。実際にDESなどのステントの開発が進んだことによって、この傾向は顕著であると

図表 2-8-4

結腸及び直腸の悪性新生物（大腸の悪性新生物）の受療率

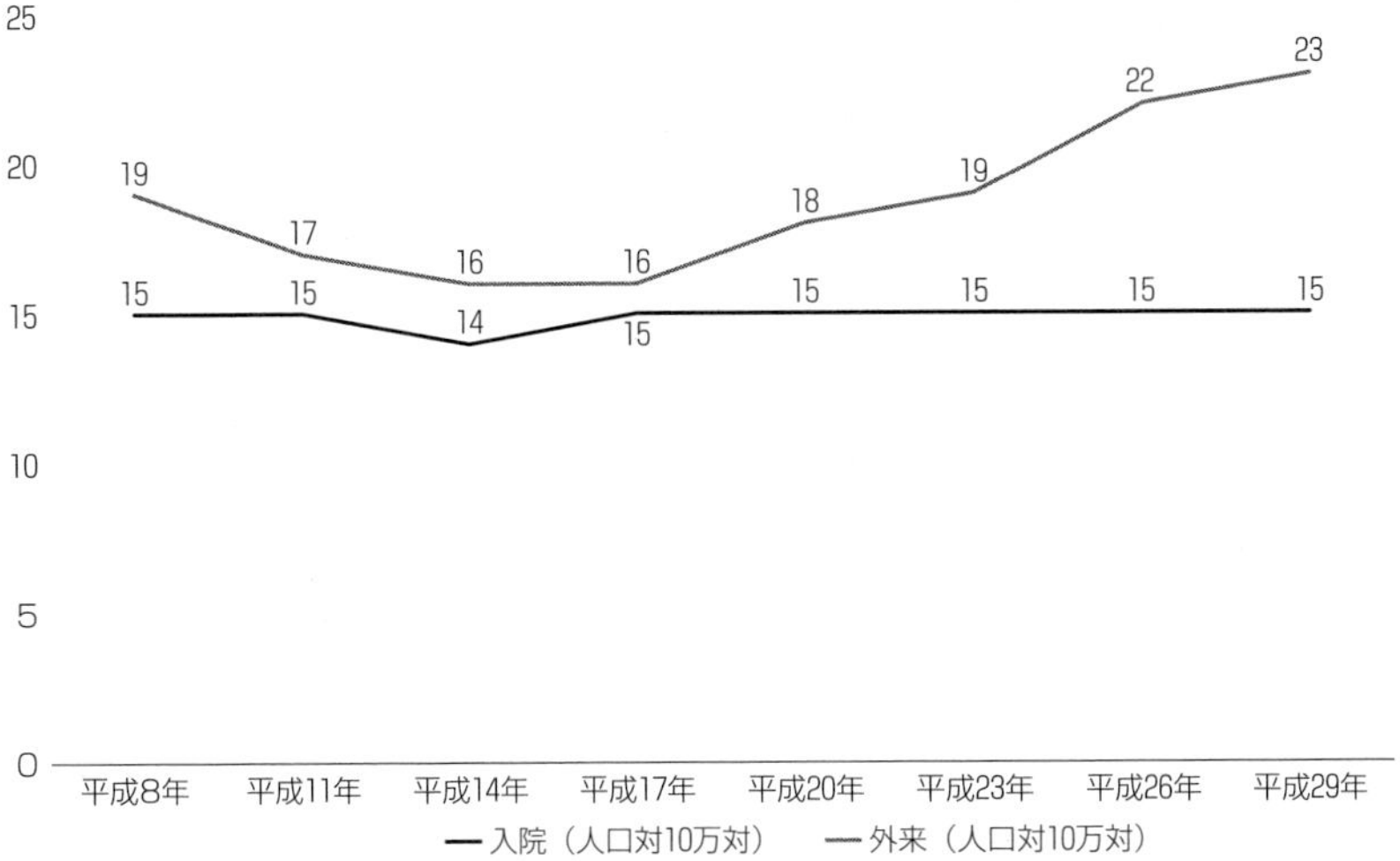

（※）厚生労働省、患者調査

予想される。

また、頻脈性不整脈のカテーテルアブレーションが増加すれば、脳梗塞は減少するかもしれない。何かが増加すれば何かが減少する可能性があるわけだ。

また、景気がよいときには自由診療の需要が増えるかもしれないが、そうでないときには保険診療が中心となるだろう。経営者はどのようなときでも、事業を継続することが求められており、そのために複数事業を展開したいという衝動にかられるのであろう。

3つ目が未利用資源の有効活用であり、ヒト・モノ・カネ・情報からなる経営資源の有効活用を図るための多角化がなされる場合がある。特に病院ではヒトこそが資産であり、優秀な人材を育成・採用することは極めて重要である。

ただ、その人材が本来の役割を発揮できる舞台が整っていない場合もあり、事業多角化によって活躍の機会を与えることができるかもしれない。「水を得た魚」のように活躍の場さえあれば、組織を成長へと導くことが可能である。

多角化の最後の動機が範囲の経済性である。範囲の経済性とは、複数種類の製品・サービスを提供する場合のコストが個別の製品・サービスを単独で手掛ける場合よりも少なくなることを意味する。取り扱う製品・サービスが増加するほど、単一組織よりもコストにおいて有利になることを意味している。

3 診療報酬における評価

メディカルツーリズムの推進や卸事業への参入などは診療報酬で補填されるようなことはない。しかし、範囲の経済性を考慮した際により総合的であろうとすることに対して診療報酬がついているのも事実である。それが総合入院体制加算であり、最下位の総合入院体制加算3であっても500床規模で年間1億円程度の真水の増収を得ることができる。

総合的な体制を有することに対して非常に高い評価があることからすれば、総合的な機能を目指す病院が増加するのは自然なことだろう。ただ、医療政策においては機能分化が強く求められているという現実があり、総合入院体制加算にこだわることは機能分化を阻害しかねない。

病院経営においては、医療政策と診療報酬の動向は無視できない。収益に直結するからだ。ただ、そればかりにとらわれることなく、地域の中での自院の差別的なポジショニングを構築することを優先する必要がある。

2-9　成功する多角化とは
〜実証研究から学ぶ多角化のあり方〜

1　ルメルトによる成功する多角化のタイプ

リチャード・ルメルトは経営学における大規模実証研究を他にさきがけて行ったことで知られており、その業績が『Strategy, Structure and Economic Performance（戦略、組織構造、経済パフォーマンス）』に記されている。この書籍は１９７４年に出版されたものであり、それまでの経営学は理論研究や実際に経営者が行ったことが記述されることが多かったのだが、ルメルトは２４６社のデータを用いて有効な多角化がどのようなものであるかを明らかにした。

この中で、収益性が高い多角化は、シナジー効果が発現するものであると結論付けている。経営学における実証研究のさきがけとして知られている当該研究が持つ意義は大きい。

ルメルトは、多角化戦略を既存事業との関連によって関連多角化か非関連多角化によって分類し、どのような多角化が高い収益性につながるかを定量的に分析している。

関連多角化とは、既存事業との関係性が深くノウハウなどが活かせる領域であり、シナジー効果が発現するものである。一方で非関連多角化は既存事業と関係性が低い事業に進出する多角化であり、リスク分散を目指した多角化という意味合いが強い。

ルメルトは多角化戦略を以下のように分類しており、いずれのタイプの多角化が優れた業績につながるかを明らかにしている。①は専業型であり、⑨に近づくほど関連しない事業に進出していることを意味する。

① 単一事業
② 垂直型
③ 本業集約型
④ 本業拡散型
⑤ 本業非関連型
⑥ 関連集約型
⑦ 関連拡散型
⑧ 非関連受動型
⑨ コングロマリット型

この分類の中で、収益性が高いのが③の本業集約型と⑥の関連集約型であり、シナジー効果が発現しない本業とは関係しない多角化を行う⑤の本業非関連型と⑧の非関連受動型の収益性が低いことを明らかにした。

シナジー効果とは、1＋1が2を超えるような相乗効果のことを意味しており、部分と部分の総和よりも結合することによって便益が大きくなることを意味している。多角化の一環として病院を買収すれば、規模の経済性が働き購買力が増し、結果として材料費比率が低下するかもしれない。また、経理などの間接部門について規模の拡大によって効率化が進む可能性もある。

ただ、シナジー効果は過大評価される傾向があり、冷静さを失った多角化は危険である。多角化をする理由はシナジー効果が発現するからだとしばしば説明されるのだが、多くのM＆Aが失敗に終わっているという現実も無視することができない。

経営者は自らの力を誇示したいという欲求とも重なり多角化が進んでいく傾向があるが、経営力そのものがシナジーを生むとは限らない。自らを優れた経営者であると考えれば、関連しない事業に進出するという野望がでてくるかもしれない。

確かに関連しない事業で成功を収めることができれば、一気に成長曲線を駆け上がれるかもしれない。病院と介護事業は事業の関連性が強いわけで、グループ病院では介護事業までを手掛けることが少なくなく、シナジー効果が発現する現実的な多角化といえるだろう。

吉原英樹などが行った過去の実証研究でも、行き過ぎた多角化はマイナスの業績につながり、中程度の多角化で最も収益性が高くなることが明らかにされており、その教えを我々は肝に銘じるべきであろう。

多角化の進展によって収益性が向上する面もあるのだが、ある点を超えると関係が逆転し、収益性が低下する。

図表 2-9-1

収益と利益率の相関

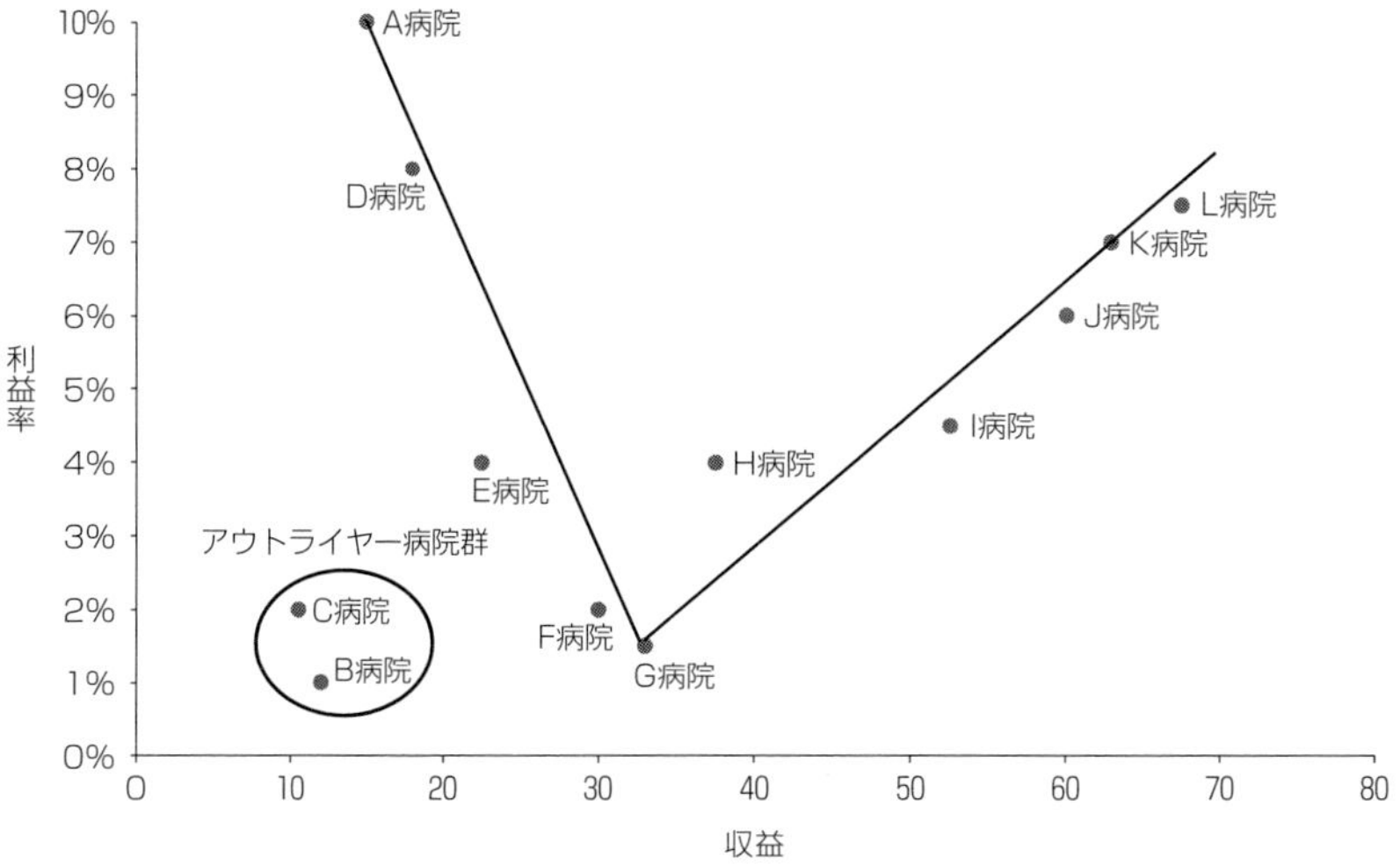

2　V字カーブは成り立つのか

多角化を考える際にはV字カーブという現象があることを忘れてはならない。小規模だが高い利益率のブティックもあれば、大規模であると経済性が高まり、中途半端な規模拡大は厳しいという一般的な現象をあらわしている。死の谷（Death Valley）といわれる危険地帯があり、そこにはまらないように注意しなければならない。

仮にこのことが病院において成り立つのだとすれば、中途半端な規模拡大は厳しいことを意味している。

図表2-9-1は、横軸に収益を横軸に利益率をとっており、規模が大きい病院は利益率が高いが、中規模病院の業績が厳しいことを意味している。小規模であっても専門特化し突出した領域で勝負する病院は業績がよいが、そうでは

ない病院もあり図表2−9−1ではアウトライヤー群と位置付けている。ただ、実際には小規模であるにもかかわらず、突出した領域で勝負できる病院は多くないのかもしれない。

図表2−9−2は、病床規模別の一般病院の平成28年度の財務状況であり、大規模病院の収支状況が厳しいことを表している。病院においてはV字カーブが必ずしも成り立たないことを意味している。一般的な大規模病院は購買力も強く、固定費比率も低くなることから効率的だと考えられるはずなのだが現実はそうなっていない（図表2−9−3）。

ただし、このことは病院機能も影響しており、大規模病院は高度急性期あるいは急性期機能を志向する傾向が強く、それらの診療報酬が決して高い評価ではないことに加え、消費税負担の影響もあるわけだ。

このような現実をみれば、M&Aによる規模拡大は危険だし平均在院日数が短縮傾向にある今日、サイズにこだわることは得策ではないのだろう。ただ、経営者には野望がある「大きな病院の経営者である」ことに誇りを持っている方もおられるように感じる。

ただ、本当に大切なことは規模の大小ではなく、優れた医療機関を創ることであり、患者、そして社会から信頼され、求められることが何よりも重要である。

図表 2-9-2 損益差額の状況

一般病院病床規模別施設分類	全体	国公立を除く
20 ～ 49 床	-3.2	-0.4
50 ～ 99 床	-3.0	0.4
100 ～ 199 床	-3.2	1.2
200 ～ 299 床	-3.3	-0.1
300 ～ 499 床	-4.6	-0.5
500 床以上	-4.9	-0.1

（※）厚生労働省　医療経済実態調査に基づき作成。

図表 2-9-3　対医業収益比の変動費と固定費の構成比率推計

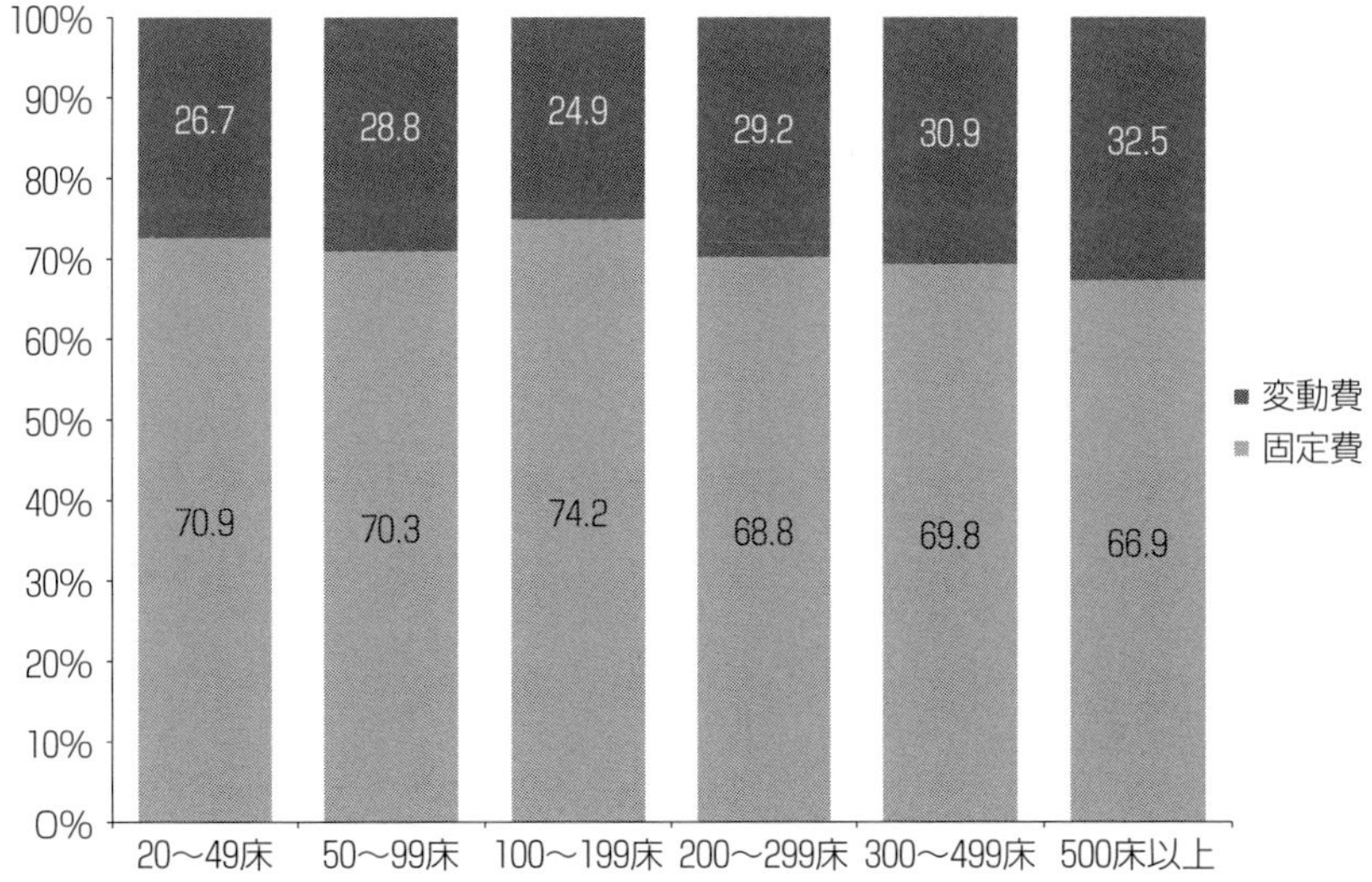

出所：医療経済実態調査2011年

2-10 外部要因と内部要因いずれが重要か
～ポジショニング・アプローチとＲＢＶ～

1 外部要因としての業界構造とポジショニング・アプローチ

ＳＷＯＴ分析は組織の外部要因と内部要因を考慮し戦略を策定するフレームワークであるが、ここから競争優位の源泉に関して２つの考え方が派生していった。１つは、外部要因に収益性の源泉を求める考え方であり、もう１つが内部要因を重視する立場である。

前者がマイケル・ポーターに代表される業界の構造分析が収益性を左右するというものであり、後者がバーニーに代表される資源に基づく企業観（Resource Based View of the Firm：ＲＢＶ）である。

競争優位の源泉を外部要因に求める考え方によると業界構造が潜在的な収益性を左右するという。この代表がマイケル・ポーターのFive forces分析などであり、既存企業間の競争状況、新規参入の脅威、売り手の交渉力、買い手の交渉力、代替品の脅威という５つの競争要因によって業界の収益構造が決まることが指摘されている（図表2-10-1）。さらに、同一業界内であっても同一の競争戦略を採用する戦略グループが形成されており、それによって業界内部の収益性の違いが説明さ

図表 2-10-1　Five Forces 分析

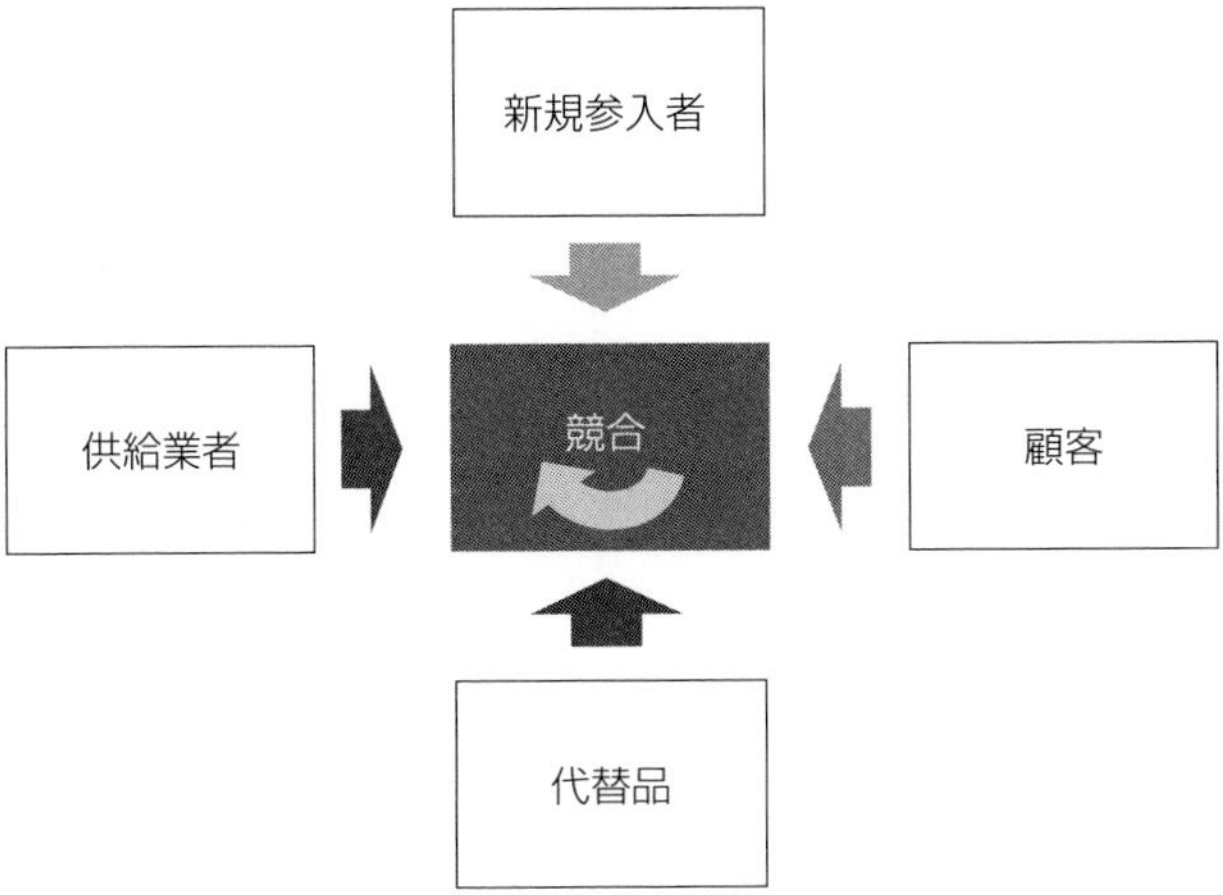

れている。

これらの立場をポジショニング・アプローチ、あるいはポジショニング・スクールと呼ぶ。この考え方によると外部環境が同一である企業は収益性が等しくなるはずであり、戦略グループ内での組織間の収益性の差異を説明することは難しくなる。

2　内部要因としての経営資源

ポジショニング・アプローチに対して、組織の内部要因に焦点を当てる考え方によると同一の競争戦略を採用していたとしても、その結果に差異が生じるのは当然であると考えられる。

RBVは、組織を資源から構成されている集合体とみる考え方であり、それぞれの組織が有する資源は異なっているのが通常である。また、仮に似通った資源を有していたとしても、その効率的な活用ができるかどうかも組織により異なり、これが収益性に影響を及ぼすことになる。

これによりポジショニング・アプローチでは説明が困難である戦略グループ内での収益性の違いが説明可能となる。

組織が有する資源として経営学では、ヒト・モノ・カネ・情報の4つがあるとされている。特に重要な経営資源としてヒト・モノ・カネといった物的資源ではない情報があげられており、ブランドや技術などが競争優位の源泉であり、それらを有しない組織よりも好業績につながるとされている。

3 VRIOフレームワーク

RBVの代表としてジェイ・バーニーのVRIOフレームワークをあげることができる。

VはValuableである経営資源や組織能力が経済的価値をもたらすものであることが競争優位の源泉となる。RはRarityで稀少であること、IはInimitableで模倣困難であること、OはOrganizationで組織化されていることを意味し、有効な戦略は独自の資源に基づいたものであることを指摘している。

保有する経営資源や組織能力に価値がなければ、競争優位を構築することは不可能であり、収益性は期待しようがない。また、価値ある経営資源や組織能力を有していても、稀少性に乏しければコモディティーと化してしまうわけであり、標準的な収益水準に甘んじることだろう。さらに、保有する経営資源、組織能力に価値があり、稀少性があったとしても、模倣困難でなければやがては競合も追いついてしまい持続的な競争優位は構築できない。

価値があり、稀少で、模倣困難であってはじめて競争優位が持続する。さらに、このような経営資源や組織能力を活用できる組織体制を整えることによって盤石の経営が可能となる。

4　ポジショニング・アプローチと資源アプローチの融合

競争戦略では、マイケル・ポーターを中心としたポジション学派とバーニーを中心としたＲＢＶ学派に大別することが可能であり、長年、両学派による大論争が続いてきた。

ポジショニング学派は、競争優位の源泉は外部環境にあり、いかなるポジショニングを選択するかが収益性を左右するとした。

マイケル・ポーターが一世を風靡した１９８０年頃には、Five forces 分析や３つの基本戦略などが大流行した。これは、ポーターのフレームワークの誕生により競争戦略をわかりやすく導くことができることが影響したのであろう。

ただ、業界の構造要因を分析した結果は似たものになりやすく、そこから導かれる戦略も大差ないことになる。だとすれば、皆が同じ戦略を採用しても優位性に差異は生じず、だからこそ外部要因を事前に綿密に分析することが重要であるとポジショニング学派は主張するだろう。

一方でＲＢＶ学派では内部の経営資源こそが重要であり、それによって競争優位につながってい

く と説明される。

いかに業界構造を分析したところで、ある業界の中で収益性に差がつくという現実があり、それは経営資源にあるというのだ。優れた資源がなければ、競争優位につながる戦略を策定することはできないというのがＲＢＶ学派の主張するところである。

学術上の論争はともかく実務的に考えると両者は矛盾するものではなく、不可分なものと考えるべきであろう。そもそも外部要因と内部要因を厳密に切り分けることは不可能である。

あるポジショニングを選択するためには、それに適合する経営資源を有していることが大前提となるという意味において両者の考え方は整合する。

一方で他者が真似できない経営資源が長期的に存在するためにはポジショニング・アプローチがいう何らかの参入障壁や戦略グループ間の移動障壁が必要になるわけであり、これでも両者の考え方は重複することになる。

実際の病院経営を考えてみると環境分析の結果、ある領域では競合がなく、財務的にも収益性に優れ、魅力的だったとしよう。ポジショニング・アプローチによればいち早く当該領域に進出し、有利なポジションを占有し、参入障壁を高め、移動障壁を厚くすることによって自院に有利な競争環境を構築すべきという選択になるだろう。

ただし、その領域に進出するためには経営資源を有していることが大前提であり、いくら魅力的な領域だからといって現状の自院では手に負えない領域もあるだろう。内部資源があってこそ、魅力的な領域に進出し、有利なポジションを得ることができるわけであり、経営者は内にも外にも常にアンテナを張っておく必要がある。

病院で鍵となる成功要因（ＫＦＳ：Key Factor For Success）は人材である。競争優位の構築のために優秀な人材は不可欠である。ただし、ある能力に長けた人材を招聘するだけで全てが解決するわけではない。組織文化との不適合があれば、組織を離脱してしまうことも少なくない。自院の仕組みとして中長期の視点からの戦略と組織を融合させることが求められている。

2-11 戦略は合理的に策定されるのか？

～まずはやってみるという発想も大切～

1 ポジショニング・アプローチによる戦略の策定

マイケル・ポーターのFive Forces分析、3つの基本戦略やフィリップ・コトラーの市場地位別戦略はポジショニング・アプローチの代表であり、事前にデータをもとに綿密に戦略を策定することが重要であり、外部環境を重視し自らの立ち位置を把握した上で、とるべき打ち手を考えるべきだという発想である。

事前に準備された方程式を解くことによって、自らの方向性を決定することができるというわかりやすさがよかった面もあり、MBAが重視された時代に分析麻痺症候群とまで揶揄されるほどにもてはやされた。

新規事業は星の数ほど生まれるがそのうち成功するものはほんの少数に留まるわけであり、新たな事業展開を考える際には事前に計画を策定した上で行動に移すことはある意味常識ともいえる。ただ、事前の綿密な分析ばかりに時間をかけていては、世の中は進化していくわけであり当初の前提条件が変わっていることもあるわけだ。

一見すると華やかにみえるポジショニング・アプローチであるが、それを用いたところで全ての組織が成長し反映することは不可能である。

2　ミンツバーグによる創発的戦略

1980年代に大ヒットしたポジショニング・アプローチに対して、カナダのマギル大学のヘンリー・ミンツバーグは実際の戦略は事前に策定できるわけではなく、現場での試行錯誤から生まれ、事後的に説明されるものであることを主張している。

ミンツバーグによるといくらデータを集めて詳細に分析をしたとしても、そのような戦略で差別化を図られるわけではないという。

マイケル・ポーターなどのポジショニング・アプローチは工業製品を作成するかのごとく戦略を導くことができるという設計主義的な発想であるが、人間が行う事業ではやってみないとわからないことが多数あるわけであり、綿密に戦略を策定してもそのまま事は進まないという考え方に基づいている。つまり、戦略はパターン化できるようなものではなく、個人の経験や価値観など偶発的な要因に左右されるものであると主張している。

ミンツバーグは大きな方針だけを先に決めて、事業展開を行う中で現場で四苦八苦しながら前に進み実行力に磨きをかけていくことが重要であり、事前に合理的に策定された戦略には意味がないという。このような戦略を創発的戦略といい、ポジショニング・アプローチに対するアンチテーゼとして有名である。

ただ、ポジショニング・アプローチのような具体的なツールが存在するわけではないというインパクトに欠ける面があるのも事実である。

3 ホンダのスーパーカブによる米国進出

ホンダは1959年にアメリカン・ホンダ・モーターをつくり米国の二輪車市場に進出し、大成功を収めた。「YOU MEET THE NICEST PEOPLE ON A HONDA」というキャッチフレーズは有名であり、経営学ではしばしば紹介されている。これは後述するUCLAでのコンテストから生み出されたものである。

ホンダの米国での大成功に追随するために、二輪車で競合となるトライアンフを持つ英国政府がボストン・コンサルティング・グループ（BCG）に米国市場のレポートを依頼したことは有名である。BCGはマッキンゼーと双璧をなす戦略コンサルティングファームであり、経験曲線やPPMなど数々のフレームワークを生み出してきた。

BCGはホンダの成功について事前に米国市場を周到に調査し、その結果として差別化が図ることができ、大成功をもたらしたと報告している。

当時米国で流行していたハーレーダビッドソンや英国トライアンフは大型オートバイであり、これらは高コストであるし、故障の頻度も多くなる、ハイウェイを走るだけならば大型オートバイは魅力的なわけだが、普段使いの足を気軽に手に入れられるようにという発想でホンダは米国進出したという。小型二輪車市場をつくりだし、差別的なポジションを築くことによってホンダは大成功を収めたとBCGは結論付けている。

しかし、そのような分析は実態とは異なっていることが、日本企業の研究をしていたスタンフォード・ビジネススクールのリチャード・パスカルの現場インタビューが明らかにしている。

確かにホンダは米国進出に将来の可能性を見出そうとしたわけだが、はじめに2人の陣容から始まり試行錯誤しながら売上を拡大していった。

当初ホンダはハーレーダビッドソンのような大型オートバイをつくっていたが、すでにブランドが構築されている先発企業の優位性は崩すことができず、どのオートバイ屋に行っても見向きもされていなかった。ホンダの技術を結集しても、アメリカの道路は日本と異なり舗装されていないためすぐ壊れてしまうという欠点もあり、ハーレーダビッドソンやトライアンフに勝つことは難しかった。

このオートバイショップをめぐる際に営業に用いていたのがスーパーカブであり、大手小売りのシアーズがたまたま興味を持ち店頭に並べることになった。ただ、大型オートバイの開発に投資していたホンダにはすでに資金的余裕はなく広告宣伝にまわせる費用もなかった。

そこで、近くにあるカリフォルニア州立大学ロサンジェルス校（ＵＣＬＡ）でスーパーカブのキャッチフレーズを考えるコンテストを実施することを校内に掲示し、そこから広大なキャンパスを移動するのに学生から口コミで広まっていったという経緯がある。

スーパーカブが既存のブランドオートバイと差別化を図る目的で、異なる顧客セグメントを創造したというBCGの主張とは異なるものであり、現実は試行錯誤の繰返しの中から後付けで戦略が生まれたということになる。いわゆるミンツバーグがいう創発的戦略がホンダの米国進出を成功へと導いた。

米国進出という方針だけを決め、現地でのニーズとのミスマッチを解消すべく創意工夫を繰り返した現場の努力が成功につながったことになる。

4 病院における戦略のあり方

病院でも計画策定を自ら行うことはあるし、あるいは義務付けられることもある。医療の場合には、近隣の医療機関と人口構成の変化によって需要予測がしやすく、ホンダの米国進出とは異なる面があるのも事実である。しかし、どんなに綿密に戦略を策定しても、先のことはわからない。医療にもイノベーションが存在するわけであり難病が治癒してしまう日が来るかもしれない。そうすれば、自院の方向性は変えていかなければならないし、柔軟な発想を持ちながら試行錯誤を繰り返していくことによって、後付けで成功のストーリーが描けることも多いだろう。緻密な分析を実施した上で戦略を策定するという視点は重要であるが、環境変化は続くわけだ。

固定的な発想ではなく、柔軟な思考に切り替えることにより、現場から多くのことを学び、次の戦略に昇華していくことが重要である。一貫した哲学に基づく方針は堅持しなければならない。しかし、環境変化に応じ柔軟な立ち振る舞いをすることを病院経営者は忘れてはならない。ポジショニングにこだわりつつも、創発的であることが求められている。

2-12　病院には戦略があるのか？
～ケイパビリティとポジショニングから学ぶ～

1　タイムベース戦略とコア・コンピタンス

　ボストンコンサルティンググループのジョージ・ストークとトム・ハウトは１９８８年にハーバード・ビジネス・レビューに「時間～競争優位の次の源泉」という論文を、さらに１９９０年に『タイムベース競争戦略（Competing Against Time）』を出版し一躍有名になった。このタイムベース戦略は、顧客に対してより多様で安価な製品を迅速に提供するための手法であり、日本企業の製造現場から学んだことを戦略論として展開した。これは、リソース・ベースト・ビューに基づくいわゆるケイパビリティ戦略であり、日本型の生産システムへの賛辞でもあった。

　ストークによるとトヨタはアメリカやドイツの競合企業の半分の時間、半分の人員で新型車を開発できるようになっているといい、これは製造部分だけでなく、トップマネジメントの意思決定をはじめ工場以外も含めた全てのプロセスの改革が必要だという。例えば、少品種で1か月以上と納期まで時間がかかるよりも、多品種で翌週納品が魅力的であるわけで、そのためには工場内外も含めた全ての時間を測定する必要があると説いた。付加価値を高めるためには顧客からの要望に応える必要があるし、コストを削減するためには各プロセスの時間を削減すべきなのである。なお、タイムベース戦略は製造業だけではなく、病院でも術前検査時間の短縮など医療界にも応用されている。

この時代に提唱されたもう1つの戦略論が１９９４年にロンドン・ビジネス・スクールのゲイリー・ハメルとミシガン大学のＣ・Ｋ・プラハラードによる「コア・コンピタンス経営（Competing For The Future）」であり、これもポジショニング・アプローチに対するケイパビリティ戦略論の代表である。

ハメルとプラハラードは、欧米企業が外国企業、特に日本企業に負けていて、競争力が衰えているのはＰＬＣ戦略、Five Forces、３つの基本戦略、ＰＰＭ、７Ｓなどの戦略が間違ったからだと喝破した。そして戦略の目的を「自社の今日の競争優位を競争相手が真似するよりもいち早く明日の競争優位を築くことである」とし、鍵を握るのがスキルであり、新しいスキルを獲得する組織能力、そのためには「組織の集団的学習」が大切だという。

彼らはコア・コンピタンスを「顧客に対して価値があり、競合他社が真似できない自社ならではの価値を提供するもので、他事業への展開力がある企業の中核的能力」と定義し、その例としてホンダのエンジン技術、ソニーの小型化技術、シャープの液晶技術などを挙げている。

2 日本企業には戦略がない

ストークらが分析した日本企業は隆盛を誇っていたが、効率的な生産を志向し、顧客の声に耳を傾けた結果、多品種少量生産で価格競争に陥るというジレンマが生じていた。つまり、ポジショニングよりもケイパビリティ戦略が優れているといえない状況になってきた。

そこで、1996年に戦略論の神様であるマイケル・ポーターが「戦略とは何か(What is Strategy?)」をハーバード・ビジネス・レビューに投稿し「日本企業が戦略を持つことはめったにない」と主張した。ほとんどの日本企業は真似をしあって、TQM(総合的品質管理)、ベンチマーキングやタイムベース戦略などで業務効率の向上を競い合っているだけであり、それは戦略ではないという。戦略的ポジショニングは競合企業とは異なる活動を行うこと、あるいは似通った活動を異なるやり方で実行することである。しかし、日本企業では、個人間の違いを強調するよりも、調整する傾向が強く、コンセンサスを非常に重視する傾向があり、厳しい選択ができないという。また、日本企業は顧客を重視するがゆえに、あらゆる製品・サービスを提供し、ポジショニングが揺らいでしまうという。総花的な事業展開を行えば経営資源が散逸してしまうが、大切なのは選択と集中を行うことなのである。

これに対して、カナダのマギル大学のヘンリー・ミンツバーグは経営戦略では後に世界的にベストセラーになる『戦略サファリ』を1998年に出版し、マイケル・ポーターを痛烈に批判する。日本企業には業績が優れる企業がいくつもあるのに、なぜマイケル・ポーターは日本企業に戦略がないのかという。なお、ミンツバーグはポジショニングもケイパビリティも状況によるものだとし、これを「コンフィギュレーション」とした。ミンツバーグは同書の中で、戦略を10スクール（学派）に分類し、各立場を統合したものとしてコンフィギュレーション・スクールを位置づけている。

3　病院には戦略があるのか？

では、病院には戦略があるといえるだろうか。全国には7、314の一般病院があるわけで（平成30年10月1日現在）、それぞれ事情は異なるもののマイケル・ポーター流にいえば戦略はないと言わざるを得ないだろう。TQMやベンチマーキングなどが頻繁に行われ、業務効率の向上を競っている。病院の場合には患者ごとに提供するサービスが異なりそのプロセスを管理し、質の向上につなげる活動は不可欠である。しかし、似通った機能の病院は皆が同じ活動をしており、戦略的ポジショニングという視点には欠けている。

では、競合との関係においてはどうだろうか。地域医療構想において高度急性期及び急性期機能の病床が全国的に過剰であり、回復期機能が不足しているという。つまり、機能分化が進んでおらず、このことは密接な医療連携が行われていないことにもつながる。機能分化と連携は車の両輪である。ただ、病院は急性期の看板にこだわる傾向がある。急性期が上であるという意識がそうさせるのだろうし、急性期でないと医師をはじめとしたスタッフが集められないと考えている病院経営者も多い。ただし、医療経済実態調査の結果をみれば急性期、特に特定機能病院のような高度急性期は大幅な赤字である、一方で慢性期（療養病棟入院基本料1）は黒字を維持している（図表2−12−1）。さらに、回復期機能と位置付けられる回復期リハビリテーション病棟や地域包括ケア病棟を有する病院についても全体としては黒字を維持している（図表2−12−2）。合理的で設計主義的なポジショニング・アプローチによれば急性期の看板にはこだわらず、差別化を行い、地域で不足する機能を担うことが持続的な競争優位につながるということになる。まさに地域医療構想が目指す方向と同じといえるだろう。ただ、病院も急性期で生きたい、というプライドがあり、強制されない限り、あるいは診療報酬で急性期医療をさらに厳しくしない限りは緩やかにしか機能転換は進まないだろう。

病院経営では職員がどうしていきたいか、その方向性は大切である。しかし、急性期患者の需要は限られており、一般企業のように需要を喚起することはできない。だとしたら、現実的な意思決定を行い、地域で何が求められているかを自らが考えるべきだろう。理想と現実が一致すればよいが、なかなか思うようにはいかない。しかし、急性期から機能転換した病院を見ていると業績向上につながるばかりか、職員の満足度も高かったりする。急性期では1～2週間、患者の治療のためだけにたたかうが、回復期機能ではより密接に患者の人生により沿うことができる。戦略的な病院経営を行うために、発想の転換が私たちに求められているのだろう。

図表 2-12-1　病院機能別　収支状況

	特定機能病院					
	平成 25 年度	平成 26 年度	平成 27 年度	平成 28 年度	平成 29 年度	平成 30 年度
給与費（対収益）	44.8%	45.5%	42.7%	42.7%	42.6%	42.4%
医薬品費（対収益）	22.2%	23.0%	24.4%	24.4%	24.6%	25.2%
材料費（対収益）	14.1%	14.4%	14.1%	14.1%	14.6%	14.6%
委託費（対収益）	6.8%	7.0%	7.0%	7.0%	7.0%	7.1%
減価償却費（対収益）	8.8%	9.0%	8.5%	8.3%	8.1%	7.9%
その他	9.6%	9.7%	9.6%	9.2%	8.9%	8.9%
損益差額（対収益）	-6.4%	-8.5%	-6.2%	-5.8%	-5.7%	-6.0%
100 床当たり医業収益（千円）	3,089,205	3,161,959	3,337,040	3,416,853	3,572,062	3,695,846
給与費＋医薬品材料費比率	81%	83%	81%	81%	82%	82%
	DPC 対象病院					
	平成 25 年度	平成 26 年度	平成 27 年度	平成 28 年度	平成 29 年度	平成 30 年度
給与費（対収益）	52.2%	53.2%	53.3%	54.2%	53.7%	53.5%
医薬品費（対収益）	15.0%	14.9%	15.3%	14.9%	14.0%	14.0%
材料費（対収益）	11.2%	11.4%	11.1%	11.2%	11.5%	11.3%
委託費（対収益）	6.5%	6.6%	6.7%	6.7%	6.7%	6.7%
減価償却費（対収益）	6.3%	6.6%	6.7%	6.6%	6.2%	6.0%

その他	10.4%	10.6%	10.8%	10.7%	11.2%	11.2%
損益差額（対収益）	-1.6%	-3.3%	-3.9%	-4.4%	-3.2%	-2.8%
100床当たり医業収益（千円）	2,340,483	2,376,503	2,330,695	2,342,019	2,489,830	2,548,598
給与費＋医薬品材料費比率	78.4%	79.5%	79.7%	80.3%	79.1%	78.8%
	療養病棟入院基本料1					
	平成25年度	平成26年度	平成27年度	平成28年度	平成29年度	平成30年度
給与費（対収益）	59.7%	60.0%	58.2%	58.9%	59.4%	59.6%
医薬品費（対収益）	8.2%	7.9%	8.7%	8.4%	8.8%	8.6%
材料費（対収益）	5.7%	5.7%	6.8%	6.7%	7.6%	7.6%
委託費（対収益）	5.8%	5.8%	5.5%	5.5%	5.4%	5.4%
減価償却費（対収益）	4.4%	4.5%	4.5%	4.4%	4.2%	4.1%
その他	13.8%	13.8%	13.7%	13.7%	13.2%	13.2%
損益差額（対収益）	2.4%	2.3%	2.6%	2.4%	1.3%	1.5%
100床当たり医業収益（千円）	1,027,172	1,049,103	1,153,779	1,157,058	1,118,466	1,147,697
給与費＋医薬品材料費比率	73.6%	73.6%	73.7%	74.0%	75.8%	75.7%

（※）厚生労働省　医療経済実態調査に基づき作成。

図表 2-12-2　回復期リハビリテーション病棟・地域包括ケア病棟　医業利益率

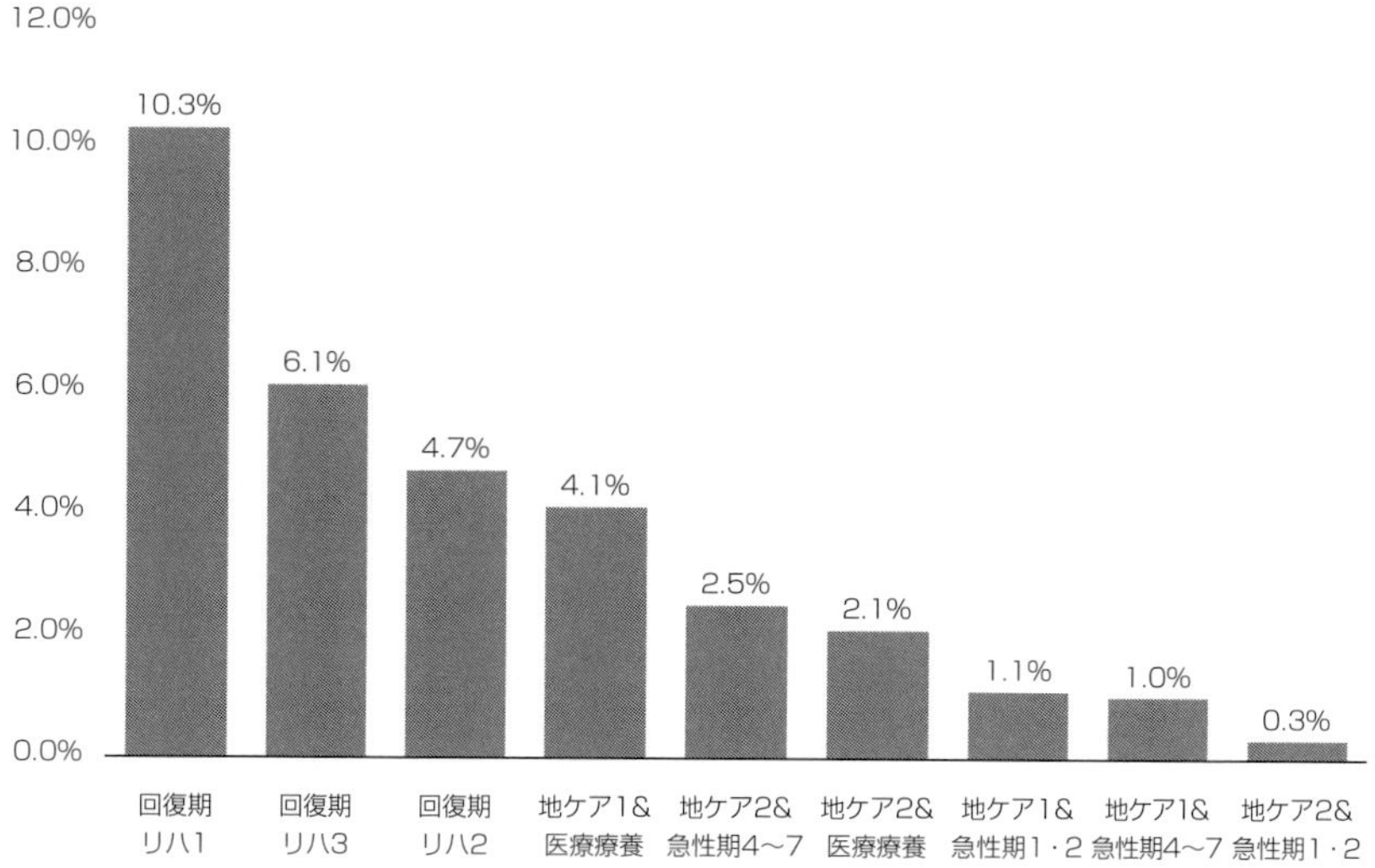

ＢＳＣの貢献

１９７０年代後半からアメリカでは機関投資家による株式保有が盛んに行われるようになり、ＲＯＥ（Return On Equity：自己資本利益率）や１株当たり利益、ＰＥＲ（Price Earnings Ratio：株価収益率）などの財務指標が重要視されるようになったことから、経営者もそれらを意識せざるを得なくなってきた。

中長期の戦略を立案し、事業価値を高めるよりもＭ＆Ａやリストラクチャリングで短期的な利益を上げることが注目され、経営者報酬とも連動するようになり、財務偏重の経営が行われるようになっていた。

このような状況の中で、ＫＰＭＧのノーラン・ノートン研究所のデビッド・ノートンとハーバード・ビジネス・スクールの管理会計の教授であるロバート・キャプランによって将来の企業価値評価の方法がないかが模索され、１９９２年にバランスト・スコア・カード（Balanced Score Card）が開発された。当初の出発点は管理会計なのである。

財務情報は過去のものであり、それをいくら分析しても未来は拓けない。そこで、顧客の視点、業務プロセスの視点、学習と成長の視点を組み合わせて、企業経営を多面的に評価しようとする仕組みがＢＳＣである。ＢＳＣは戦略を社内に浸透させるための業績評価ツールとしての役割を有している。

ここでは、経営戦略を達成すべく、４つの視点から活動項目をお互いに関連させるように戦略マップを作成する。そして、それぞれに数値目標を設定し、モニタリングしていく仕組みである。これらは部門目標とされるだけでなく、個人にまで紐づけを行うことになる。個々人の日々の行動が業績向上につながるストーリーをわかりやすく説明するフレームワークであるという点で、さらに財務偏重でないという意味において、病院においても理解を得やすい。

ただし、病院において個人にまで完全に数値目標等を設けることができるかというと、チーム医療という環境の中で難しい面があるし、特に医師の協力・理解が得られるかという課題も存在する。

大切なのは戦略の中身であり、他者と違う行動をとることだとすれば、ＢＳＣを採用したから経営がうまくいくという単純なものではない。ただ、リソース・ベースト・ビューが重視する内部的なプロセスとポジショニング・アプローチが主張する外部からの戦略、そして財務を結び付けた貢献は大きく、フレームワークとしての価値は今なお存在するといえる。

第3章

組織をどう動かし、活性化するか

3-1　組織とは何か、経営者に求められる組織設計

～バーナードの組織論～

1　バーナードの組織論

チェスター・バーナードは経営者として成功し、その後、主著である『経営者の役割』で組織論の開祖となった。

人間は欲求を充足すべく活動するが、それが1人では達成できないとき、「協働体系」をつくることになる。そして、協働体系は、「少なくとも1つの明確な目的のために、2人以上の人々が協力することによって特定の秩序ある関係のもとにおかれている、物的・個人的・社会的構成要素の複合体」であり、企業などの組織もそれに該当する。

この協働体系の下位体系の1つが、公式組織であり「2人以上の人々の意識的に調整された活動や諸力の体系」と定義している。人にはそれぞれ異なる考え方や利害があるが、1人の力には限界があり、それを結合することにより大きな目的を成し遂げることが可能となるものであり、それこそが組織といえる。1人ひとりの弱さがあるからこそ、組織を形成するのである。

この公式組織が有効に機能するためには、組織目的、貢献意欲、コミュニケーションが満たされることが必要であるとバーナードは指摘している。これが、いわゆる組織の3要件である。

まず1つ目の組織目的は、組織が何を達成しようとしているのかを参加するメンバーが共有、理解し、承認していることが前提となる。

2つ目の貢献意欲は、組織に対するインセンティブであり、組織に参加することによる誘因がそこに参加する貢献よりも大きいことが求められる。

3つ目のコミュニケーションは、組織の上下及び部門間で円滑なコミュニケーションが行われることを意味する。

ただし、バーナードは公式組織が成立するための3つの要件を満たすことは容易ではないことも主張している。企業経営でもそうであろうし、病院経営でも同様の傾向があることだろう。

2　病院では組織が成り立っているのか

病院では多職種が協働し、患者のためにいい医療を提供しようと日々皆が努力していることは誰も否定しない。

企業では収益性が重んじられることも多いだろうし、特に営業担当者には売上目標が課されたりするだろう。営業成績と個人の年俸（報酬）がリンクするようなことがあれば、過剰な売込みが行われることもあるかもしれない。

もちろん病院でも診療科別の新入院患者数の目標であるとか、稼働額目標を課されることがないとはいえない。マンパワーを増強し、高額な設備投資をすればそれに見合ったパフォーマンスが期待されるのはある意味当然であり、継続的なモニタリングは病院経営においても不可欠である。ただ、患者の命を救うことが最優先であり、医療は企業が提供する製品やサービスのように需要を喚起する性格のものではないため、目標管理が強すぎるマネジメントは慎むべきであろう。

病院では共通目的はわかりやすい。患者に対していい医療を提供し、早期に退院させ在宅復帰、あるいは社会復帰させることが求められているからだ。ただし、「経営的には」といい在院日数を意図的に長引かせたり、必要がない医療提供が行われることもある。

何が適切な医療なのかを判別することは容易ではないのだが、制度や環境が変われば病院の行動も変わっていく。それに伴った過剰適応（over indication）があちらこちらで行われているのも事実である。

例えば、平成28年度診療報酬改定でＩＣＵ（特定集中治療室管理料）の重症度、医療・看護必要度が変更された。従来はＡ項目が３点以上、かつＢ項目が３点以上であったのが、Ａ項目について項目の重み付けをした上で４点以上とされた。

ＩＣＵは重症患者に対する集中治療により医療の質に影響することはもちろん、１日約10万円にもなる高単価の治療室であり経済性にも直結する。従来は手術室でＡラインを抜かなかった病院がＩＣＵまで留置してくるケースも増加している。動脈圧の測定は重症度、医療・看護必要度において２点とされており、Ａラインがあれば最大14日まで高い報酬を受け取ることができる。患者にとって必要な医療と経済性を向上させるための医療の線引きをすることは容易ではない（図表３−１

図表 3-1-1　特定集中治療室管理料重症度、医療・看護必要度の評価票の見直し

A モニタリングおよび処置等	0点	1点	2点
1 心電図モニター	なし	あり	
2 輸液ポンプの管理	なし	あり	
3 シリンジポンプの管理	なし	あり	
4 動脈圧測定（動脈ライン）	なし		あり
5 中心静脈圧測定（中心静脈ライン）	なし		あり
6 人工呼吸器の装着	なし		あり
7 輸血や血液製剤の管理	なし		あり
8 肺動脈圧測定（スワンガンツカテーテル）	なし		あり
9 特殊な治療法等	なし		あり

【重症者の定義】

A 得点が3点以上かつ B 得点が3点以上の患者	→	A 得点が**4点**以上かつ B 得点が3点以上の患者

・心電図モニター、輸液ポンプ、シリンジポンプは1点のまま据え置き、他は2点
・A項目3点以上→4点以上

B 患者の状況等	0点	1点	2点
10 寝返り	できる	何かにつかまればできる	できない
11 移乗	できる	見守り・一部介助が必要	できない
12 口腔清潔	できる	できない	
13 食事摂取	介助なし	一部介助	全介助
14 衣服の着脱	介助なし	一部介助	全介助
15 危険行動	ない		ある
16 診療・療養上の指示が通じる	はい	いいえ	

改定前	改定後
【特定集中治療室管理料 1 及び 2】 特定集中治療室用の「重症度、医療・看護必要度」の基準を満たす患者を 9 割以上入院させていること。	【特定集中治療室管理料 1 及び 2】 特定集中治療室用の「重症度、医療・看護必要度」の基準を満たす患者を**8 割以上**入院させていること。
【特定集中治療室管理料 3 及び 4】 特定集中治療室用の「重症度、医療・看護必要度」の基準を満たす患者を 8 割以上入院させていること。	【特定集中治療室管理料 3 及び 4】 特定集中治療室用の「重症度、医療・看護必要度」の基準を満たす患者を**7 割以上**入院させていること。

（※）中医協資料等をもとに作成。

―1）。

また、稼働額向上のために治療終了後も在院日数をあと1日長くするようにという指令が病院幹部から発せられることも少なくない。確かにそれにより1日当たり2〜3万円の稼働額増加が見込まれるのだが、そのような方針について現場はどう感じるだろうか。中長期的にはそのような方針は組織を破たんさせる方向に進む危険性もある。きっとそれを主張する病院幹部は春先などの閑散期は在院日数延長という方針をだし、冬場などの繁忙期は回転率を重視せよと言うのだろう。

気持ちもわからなくないのだが、大切なのは新入院患者の獲得であり、その施策を徹底し、経営陣は耐えるべき時もあることを忘れてはならない。

2つ目の貢献意欲については病院では満たされることが多いように感じるが、満た

されなければ職員が組織を離れて行ってしまうだろう。誘因が貢献を上回る必要があるのだが、病院職員はプロフェッショナル集団であり転職の自由も一般企業と比べると飛躍的に保証されているからだ。

誘因が貢献を上回らなければ組織を去り、別の病院で仕事を得ることも難しくない。これは有資格者である医師や看護師だけではなく、事務職員などでも同様の傾向があるようだ。

3つ目のコミュニケーションについては病院では大きな課題がある。病院組織は縦割りになりやすい。

職種別に受けてきた教育や価値観が異なることが多く、円滑なコミュニケーションに支障をきたすことは少なくない。もちろん多職種カンファレンスなどでこの現実を克服しようと努力されていることだろう。チーム医療が重要である今日だが、フラットな組織が病院で本当に形成されているかというと理想と現実にはギャップがある。やはり医師が上などの意識があり、あるべき議論がなされないことも多いだろう。

また、上下のコミュニケーションという点でも課題は山積している。病院長の方針が現場に浸透しているかというとそうではないことがほとんどだし、1つの診療科内でもトップと現場には乖離があることが多い。

病院は特殊だからといって組織が成り立つ要件を諦めるべきではない。病院経営者の役割はこの3つの要件が常に成立するように組織を運営していくことである。

バーナードによると組織は自然発生的に生じるものではないわけであり、病院経営者による意図的な組織設計が求められている。多様な価値観を持つ病院職員を1つの方向に導くことは容易ではない。患者に対する想い、そして病院経営者の職員に対する熱意と愛情が組織を成り立たせることだろう。

3-2 権限には責任が伴う

～組織デザインの大原則～

1 権限を持てば責任が生じる

組織をマネジメントする際には上位の立場にあるものに一定の権限が付与され、その指揮命令系統下で部下が業務を遂行することになる。組織図の上位に位置するほど一般的には権限が強くなり、行使できる権限は多くなる。

もちろんその権限には責任が伴うわけであり、組織が失敗した際の責任は権限を持つものに帰することになる。ただし、権限を持ったから、それで組織が単純に動かせるかというとそうではなく、部下が上司の指示を理解し、納得してはじめて現場は動き出し、権限が行使されることになる。

上司だからという権威を振りかざしたところで、組織が円滑に動くわけではないことは忘れてはならない。

権限を有しても、制約条件は誰にでも存在する。それは組織内のより上位の者から受けた方針かもしれないし、病院長や理事長のようなトップマネジメントであれば、役員会（理事会）や組織外の環境などの制約を受け入れざるを得ないときもある。

何でも思ったとおりにできる者などどこにも存在しないわけであり、それぞれ各人の置かれた環境によって制約条件は異なるが、それを受け入れ、乗り越えられるかどうかが飛躍のための重要な鍵を握る。

自分だけが苦しい立場だと感じることもあるかもしれないが、それはレベルの違いこそあれど、皆にあてはまることだ。

2 権限がなくても責任だけ負わされることも

組織によっては権限がないのに責任だけ負わされることもある。ほとんど権限を有しない病院長も存在する。

例えば、ある領域を強化するために職員数を増加させたくても定員という制約条件があり、実現不可能ということもある。あるいはその職員数増加のために、何かを犠牲にしないといけないこともあり得るだろう。それが増収になることが確実であったとしても実施できないこともあるものだ。

その他、大学医局による人事や公的病院では事務部門のローテーションなどが定期的に行われ、コントロールできない要因は多数存在するだろう。

一方で民間病院であれば抜群の待遇を準備しスター医師を招聘することも可能かもしれないが、それが新たなる制約条件を生むこともあり得る。

結局、あらゆる制約条件の中で、何があっても、業績が悪ければ病院長の責任になってしまう、たとえ権限がなくてもだ。

トップダウンで方針を打ち出し各種施策についてスピード感をもって進めることは大切である。ここでは病院長が一定の権限を行使することが望ましい。現場も病院方針はどうなのかを常に気にし、病院長の顔色をうかがっているものだ。

だからこそ、シンプルでわかりやすいメッセージを打ち出すことが求められている。そして、そのメッセージはぶれるものでなく、首尾一貫したものであることが望ましい。

しかし、トップダウンがいつも正しいとは限らない。環境変化が著しい中で活路を開くのは現場の声でありボトムアップの提案を無視してはよい病院経営はできない。

つまり、両者のバランスをとることが大切であり、強い権限を振りかざしたトップダウン経営は危うい時もあるということだ。

3 組織デザインにおいても責任と権限の一致を

このトップダウンとボトムアップは組織機構にも影響する。そして組織機構を考える際には権限と責任を一致させることが求められている。

図表3-2-1　機能別組織

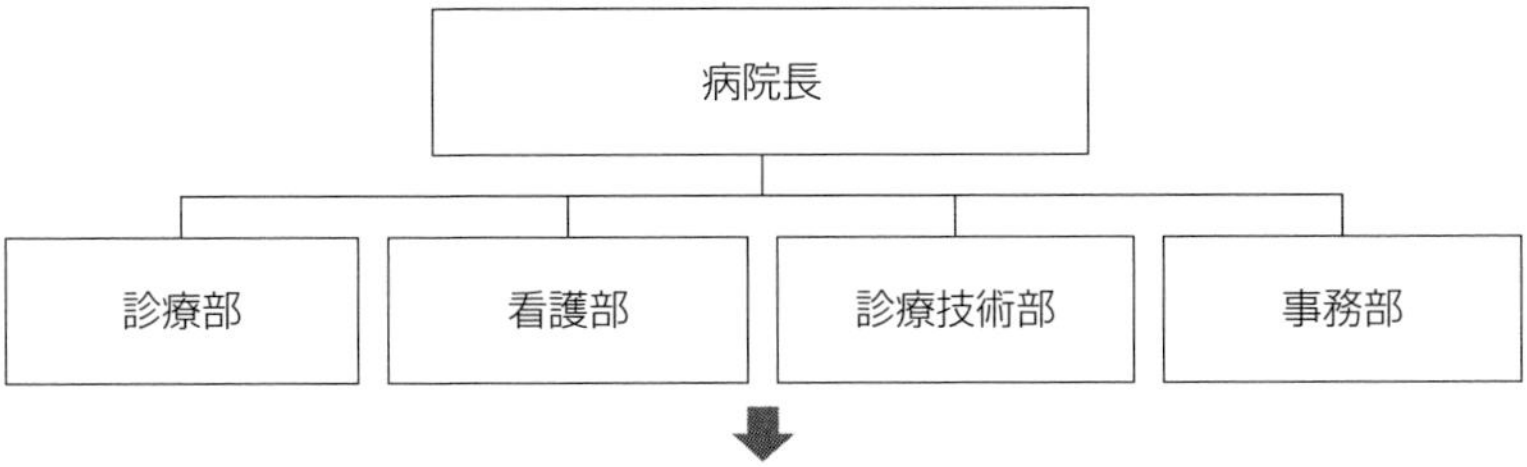

トップに全権限があり、病院全体の意思決定に重きが置かれる。

組織の基本的な形態としてまず機能別組織をあげることができる（図表3-2-1）。病院長をトップとして、機能ごとに組織を括る形であり、最も一般的といえよう。この組織形態ではトップマネジメントがあらゆる調整を行うことになり、トップの負担は大きくなるがそれが機能すれば全体最適の意思決定ができるというメリットがある。

権限を持つトップマネジメントが責任を負うのに適したかたちといえるだろう。

しかし、組織規模が大きくなると機能別組織には歪みが生じ、機動的な組織運営から遠ざかってしまうこともある。何でもトップが調整するとなると時間がかかってしまい、トップマネジメントが日常業務に忙殺され戦略的意思決定に時間を割くことができなくなってしまう危険性が生じるからだ。

そこで、事業部ごとに組織を括る案が登場し、病院ではセンター制などがこれに該当するだろう（図表3-2-2）。事業部制組織は、事業ごとに権限と責任を負わせ、機動的な組織運営を実現しようとするものである。事業部長はあたかもトップのように意思決定を行い、トップマネジメントに対する負担が軽減されるメリットがある。

組織を事業ごとに括ると資源の囲込みが行われ、未利用資源が組織全体で有効活用されないなどの課題も生じ得るわけだが、組織の人数

図表 3-2-2　事業部制組織

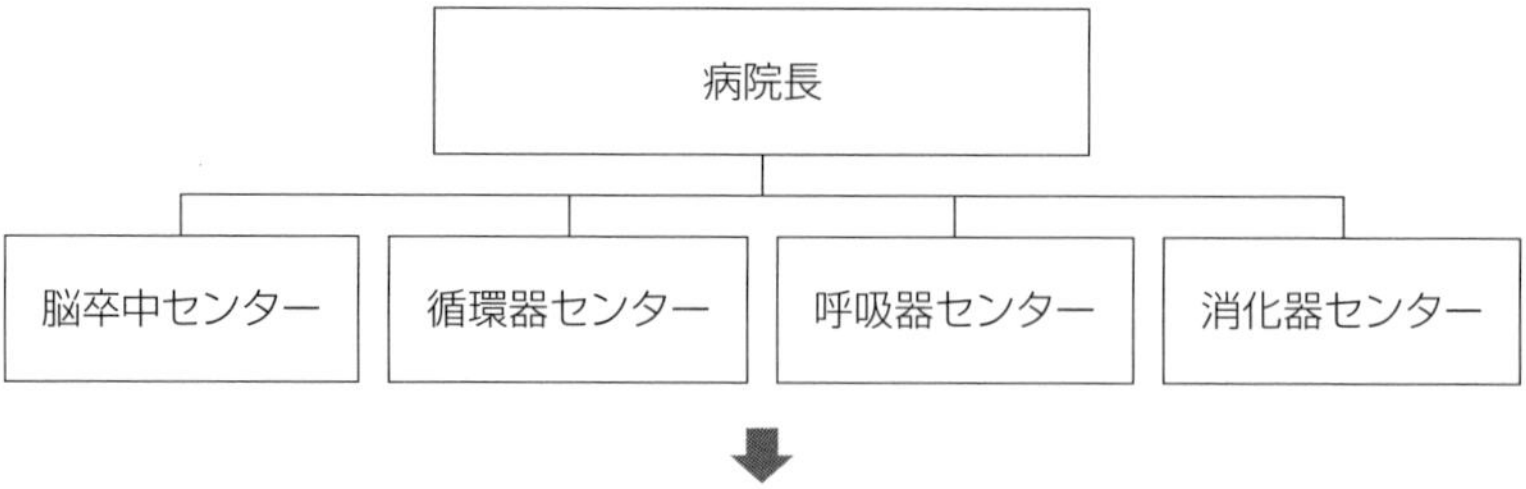

各センターに権限と責任を委譲し、市場の状況に適合する迅速な意思決定を行う。

が増加し、管理する範囲が膨大になった際に権限移譲の1つの形態として事業部制組織はその有効性を増す。実際に、病院では○○センターなどを立ち上げることが頻繁にあるが、それはセンター制の一形態なのであろう。

病院でセンター制を導入する一番の理由は、看板を掲げることによって差別化につながるのではないか、そしてセンターに人選されたメンバーに対するモチベーションの向上が関係している。バーチャル組織であることが多いが、患者にとっても入り口がわかりやすくなったり、センターについて広報する機会も増加することだろう。その意味で、一定の効果が発現することを期待されるわけだ。

しかし、センターというからには、複数の事業領域が英知を尽くし、協働することが望ましい。内科と外科他の協働あるいは難病治療などという視点から様々な知見が結合し、新たな付加価値が生まれることが期待される。そして何よりも大切なことは、センターを機能させるために権限を与えることだ。名ばかりのセンター制では期待した効果は上がらない。

センター長は病院長のように振る舞いその事業について全ての責任を負うことになる。だとすれば、権限を付与しなければ自由に動くことができない。次のトップマネジメントを育てるためにもセンター長には権限移譲を行い、自由にやらせた上で一定の成果を期待するのがよい。もちろん成果測定を怠ってはいけない。

組織を考える際には権限と責任を一致させる組織機構とすることだ。その際に、組織のトップに立ったものはその大小にかかわらず、結果に対して責任をとる覚悟を持つ必要がある。

3−3　組織の形をどう考えるか

〜機能別組織の限界を打ち破れ〜

1　組織の基本形　骨格をどうするか

組織とは意識的に調整された2人以上の人間の諸活動及び諸力の体系であり、共通目的、貢献意欲、コミュニケーションの3つの条件を満たす必要があるとバーナードは説いた。組織の本質を捉えた定義であり、経営学を学んだものならば知らぬものはいないはずだ。

しかし、この定義だけで組織が有効に機能するかというとそうではないだろう。特に病院の場合には、機能にもよるが病床数の2倍程度の職員数がいるわけで、さらに委託や派遣職員もいることだろう。多様な価値観を持った専門職をどのようにマネジメントするかが重要である。

組織を考える際にまず思い浮かぶのが組織の基本形であり、その骨格ということになる。具体的には組織図をどう設計するかという簡単なようで、難しい問題に直面することになる。

図表3−3−1が代表的な組織の形であり、職能別、あるいは機能別にまとめた組織になる。多くの病院では、これが組織設計の基本となっており、そのことが病院長という仕事を難しいものにし

図表3-3-1　職能別組織

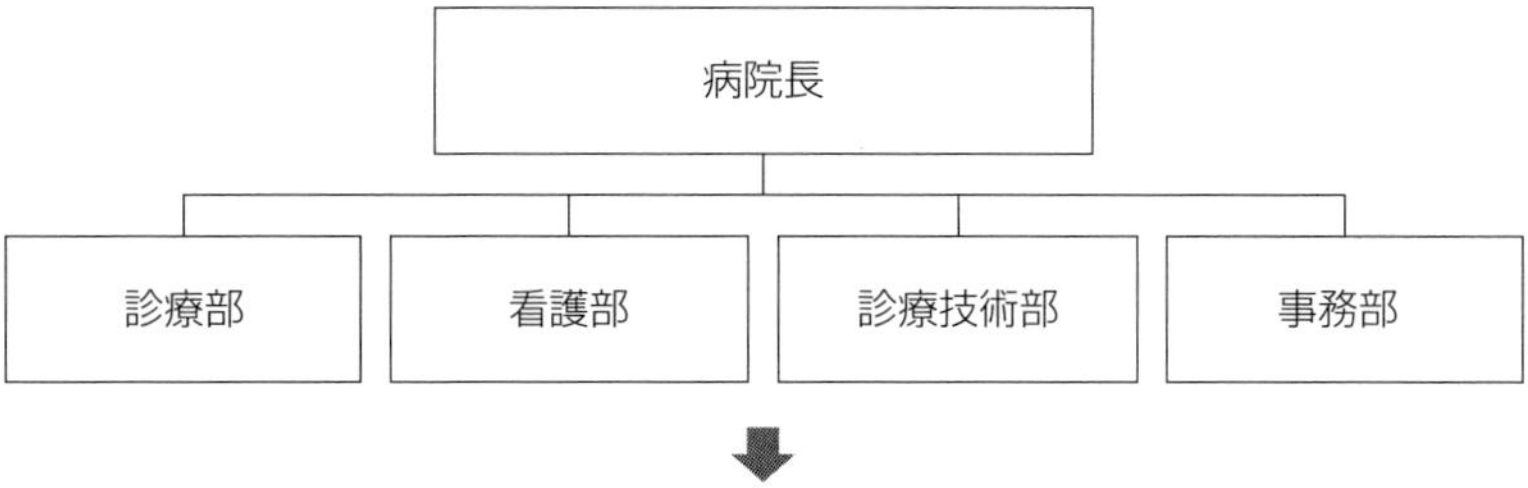

トップに全権限があり、全社的（病院全体）な意思決定に重きが置かれる。

ている。

機能別組織は、医局、看護部、診療技術部、事務部などで構成され、職種ごとに異なる価値観を持つ病院の場合には効率的な設計図にも感じられる。

この機能別組織ではあらゆる権限がトップである病院長にあり、病院全体の意思決定に重きが置かれることになる。1つの方向性を模索するためには重要なことであるが、あらゆる調整をトップ自らが行う必要がでてきてしまうという問題がある。調整を行うには、情報も必要になるわけであり、あらゆる情報が病院長の基に届く。

となると、些細な情報も届き、意思決定の全てをトップが行うことになりかねず、戦略的に中長期的な方針を考える余裕がなくなってしまう。日常業務に忙殺されれば、未来の大綱的な方針を決めるなど到底無理な話である。組織規模が小さいときには、この組織も一定に機能するだろう。

病院のイメージでは200床くらいまでならば、この組織図がフィットするかもしれない。しかし、規模拡大により一定水準を上回ると機能別の組織構成はうまくいかなくなるというのが経営学の教えである。

そこで図表3-3-2に示す事業部制組織が採用されるようになる。

図表3-3-2　事業部制組織

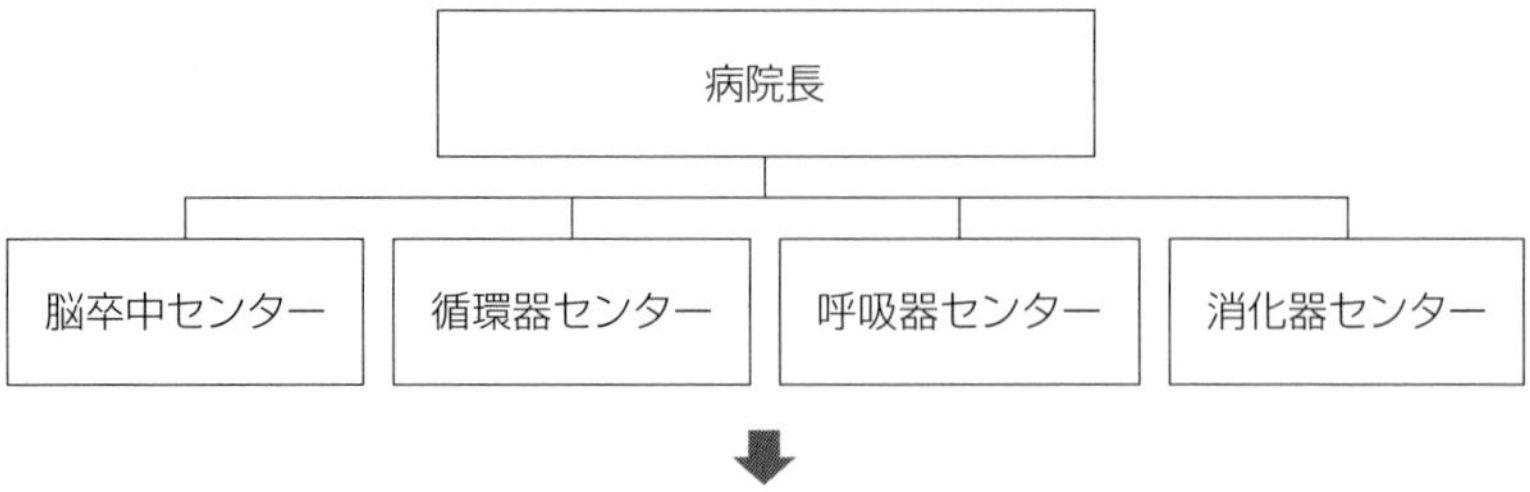

各センターに権限と責任を委譲し、市場の状況に適合する迅速な意思決定を行う。

職能ごとではなく、事業ごとに組織を括り、その下に各職能をぶら下げる形態である。

ここでは、各事業をセンターという形で表現しており、病院でも○○センターのような名称はしばしば用いられている。ただ、そこでいうセンターはバーチャルであることが多く、実在するセンターではないことも少なくない。

この事業部制を徹底するのであれば、各事業部に当たるセンターに権限と責任を委譲し、市場の状況に適合する迅速な意思決定を行うことが求められる。これにより、センター長に責任と権限が委譲されるわけだから、トップマネジメントである病院長の負担は著しく軽減されることになる。

ただし、権限を委譲するからには結果を出してもらうことが大前提となるので、各事業部の業績評価を適切に行うことは必要不可欠になる。

とはいえ、事業ごとに組織を括れば、従来の機能別の組織よりも管理会計による業績評価がしやすくなるだろう。さらに、この事業部制組織のよいところは後継者の育成にもつながりやすいという点だ。

多くの病院長が揃って話されるのが、副病院長のときとはまるで景色が変わるということだ。入ってくる情報量も全く異なるし、あらゆることを考えなければいけなくなる。副病院長では、自分の担当領域や自らの診療科の代表であればよかったものが、病院全体の全てに責任を負わされるということだ。

特に損益についての全ての責任をとらなければいけないことについては、大きな負担となるだろう。どうしてこのような事態に多くの病院長が陥ってしまうのだろうか。それは、機能別組織の弊害が関係するのだろう。

機能別組織では、職能ごとに組織を括るので、自らの職能としての発言さえすればよかったわけだ。そしてあらゆる調整はトップマネジメントである病院長がやってくれるわけだから、副病院長といえどもある意味、気楽な立場にある。

もしも事業部制を採用していたら、事業部長に該当するセンター長はそのセンターの管理・運営全てに責任を有することになる。損益責任を課されるばかりか、医師以外の看護師、コメディカルなども各センターの所属になるわけだから、人材マネジメントのスキルも身に着けなければならない。

病院長には後継者を育成するという重要な任務があるわけで、そのためにも事業部制を採用し、責任と権限を委譲することが望ましいといえる。

ただ、現実には職種別の縦割り意識が強いのが病院であり、また規模がそれほど大きくないため大企業のように事業部制を貫徹することは容易ではない。大企業であれば、各事業部を分社化するようなケースすら存在するが、そもそも病院を分割するという発想は持たないだろうし、各資源についても共有にならざるを得ない。

具体的には、ＣＴやＭＲＩについて各事業部が有することは想像しづらいだろうし、仮に各事業部が有することになれば資源の囲込みが起こり、他部門には貸さない、あるいは貸したくないという発想を持つかもしれない。それ以上に大切なのは人材であり、優秀な人材ほど囲込みが行われてしまうかもしれない。

もちろん貴重な資源は共有するという選択もあり、そのバランスを経営陣が考えるのがよいだろう。

2 機能別組織と事業部制組織の組合せを考慮する

そこで機能別組織と事業部制組織の両者を組み合わせたマトリックス組織を採用することも考えられる（図表3-3-3）。

一般的に総合商社の海外駐在員などはこの形態になるというし、病院でもすでにこのような形になっていることは少なくないだろう。長所もあるわけだが、最も難しい点は二重の命令系統が存在してしまうということだ。

例えば、脳卒中センターに配属される看護師は、脳卒中センター長の指揮命令系統下にあるが、それだけではなく看護部にも所属することになるだろう。脳卒中センター長と看護部長の方針が同じであり、指示内容に齟齬がなければ円滑に業務を遂行できる。

しかし、現実はそうとは限らず、ツーボスシステムは混乱しやすいという特性を合わせ持っている。

図表 3-3-3

マトリックス組織は、職能別組織と事業部制組織の長所を折衷したものであり、二重の命令系統（ツーボスシステム）が存在する特徴を有する。

	脳卒中センター	呼吸器センター	循環器センター	消化器センター	四肢・外傷センター	検診センター
診療部	●	●	●	●	●	●
看護部	●	●	●	●	●	●
診療技術部	○	○	○	○	○	○
事務部	○	○	○	○	○	○

【マトリックス組織の長所】

①複数の命令系統を持つことにより、機能並びに製品、あるいは地域の双方に関する調整を同時に行うことができる。

②多元的な命令・報告経路を持つことによって、より迅速で、柔軟な情報伝達が可能になる。

③職能並びに製品あるいは市場の双方について、熟練の形成を行うことができる。

「組織は戦略に従う」という命題があるように、まずは戦略をどう考えるかによって組織の形も変わることになる。ただ、「戦略は組織に従う」という命題もあり、組織のアクティビティーが高まり、様々な提案をできる組織文化を築くことも重要である。

唯一絶対の組織形態は存在しない。自院にあった組織デザインを行うことを常に模索することが持続的な成長を生むことにつながる。

3-4　テイラーの科学的管理法
～仕事の観察から標準化を進める～

1　テイラーの科学的管理法

経営学の父と言われるうちの1人であるフレデリック・テイラーは１８５６年に米国フィラデルフィアの裕福な家庭に生まれた。父親は弁護士をしており、母親も裕福な家庭に生まれ反奴隷制度、女性の権利を主張する運動家でもあった。

そんな家庭に生まれたテイラーは、ヨーロッパで教育を受けて、本来ならばそれなりの職場でキャリアをスタートすることになるはずだが、彼の選択は違った。裕福な家庭の出身であるにもかかわらず、労働者として見習いをはじめた。

当時は、資本家と労働者の身分格差が著しく大きい時代であったが、労働者としての道を自ら歩んだことは驚きだ。その後、鋳物工場であるミッドベール・スチールで働き、40を超える特許を獲得した発明家でもあった。

テイラーは工場の生産プロセスについて研究し、勘と経験に基づき行われていた生産工程をデータを用いた科学的な管理手法に置き換えようと試みた。テイラーのはじめての研究成果は１９０３年に発表されているが、ストップウォッチを持ち、現場で何が起きていて、それぞれにどのくらいの時間がかかるかを調べていったのである。

当時の労働者は老若男女問わず1日15時間以上の過酷な労働を強いられていたものの、資本家側に利益を搾取される時代であった。だからこそ、労働者たちは働くふりをしていて、意図的に作業を遅らせていることにテイラーは気づいていたという。

低賃金、過重労働の時代であったからこそ、労働者は受け取る賃金に比べて少ない仕事量とすることが自らの利益になると信じていたのである。

しかし、仕事を徹底的に観察し、ストップウォッチを持ち、各工程にどのくらいの時間を要するかが明らかになれば、その業務を行う最も効率がよい方法が確立できることになるし、それを継続していく基盤ができあがる。

テイラーは1日になすべき仕事量として課業を設定した。課業の設定にあたっては、一連の作業を細かく分解し、それぞれの作業にかかる時間をストップウォッチで測定した。テイラーはこの作業過程を時間研究と呼んでいる。さらに個々の作業が効率的になるために熟練した労働者の無駄のない動きを観察したのを動作研究と名付けた。

これらの研究結果から労働者が何を行えばよいかが明文化され暗黙知が形式知に変換されたことになる。マニュアル化により労働者は期待されていることがわかり、経営者は効率的に生産した場合の数量を把握することができることになる。

標準化が図られることにより、労働者の処遇改善とモチベーションの向上につながっていったのである。全ての労働者が何をしなければならないかを理解したときに、業務を測定することにより生産量が増加する。生産量が増加すれば低コストとなり、大きな利益につながっていく。さらに課業を達成したかどうかによって報酬に差をつけることもテイラーは考えた。これを差別的出来高給制という。

このような仕組みによって、生産性が飛躍的に増大し、労働者の生活が豊かになり、経営者側も利益を享受することができた。

前述したようにテイラーは裕福な家庭に生まれたが、労働者側に立ち、その地位や処遇を改善したいという信念があり、それがこのような行動につながっていったわけだ。

これには母親の影響があるのかもしれない。経営学は通常は経営者の視点から論じられることが多いのに対して、科学的管理法については現場の視点から企業の内部プロセスに焦点を当てているという特徴を有している。

原材料と労働力をどのように投入すれば生産性が向上するかという視点は、現在の経営学でも生かされておりOR（Operations Research）などに受け継がれている。テイラーは自らの科学的管理法について、「75％の科学と25％の常識」と表現している。

2　科学的管理法の応用

テイラーの科学的管理法を実践に取り入れたのがフォード社であり、ベルトコンベアーシステムと移動組立法を採用し、低コスト化を実現した。

当時、大衆にとって自動車は高級品であり容易に手に入るものではなかった。しかし、1908年にT型フォードが発表され、ベルトコンベアーシステムを採用し黒色の単一色の車を大量生産し、低価格化が実現された結果、数年後には米国の自動車市場を席巻するまでになった。

科学的管理法の考え方は医療界にも取り入れられている。医療界でもパスが普及し、その適用率が上がってきている。診療プロセスを標準化し、バラつきを小さくし、医療の質向上を図ろうとするものである。

平成15年度にDPC/PDPSが開始されてから、特に標準的な診療プロセスを模索する動きは強まっている。DPC/PDPSが入院医療の1日当たりの包括払いであるため、医療資源投入量が包括範囲から逸脱しないかを確認するという意味もある。さらに、DPCという全国共通のフォーマットで診療実績データを作成しているため、ベンチマークを行うことも相当程度に普及してきた。

医療において何が正しいかを識別することは容易ではない。しかし、他院との比較を通じて違いがあるところには理由があるわけであり、その探求をするのに当該データは有効活用が可能なわけだ。

科学的管理法の考え方は病院経営にさらに適応拡大ができることだろう。例えば、病院では医師事務作業補助者、看護補助者、クラーク、メッセンジャーなど呼び方は病院によって異なるわけだが多彩な職種が働いている。これらの職種が現場で何をしているかといえば、部門によって活用のされ方は様々で一律に定義することは難しいのが一般的だ。それが故に、非効率的な働き方になってしまっている可能性が十分にある。

医師事務作業補助者体制加算や急性期看護補助体制加算などの上位加算を届け出るために、業務を細分化し、各業務にかかる時間を把握することによって、加算対象の業務を集約することも可能になるだろう。あるいは、診療報酬が関わらなくても重複する業務を集約化することで効率化が進むだろうし、本来、専門職が実施する業務に専門職は集中し、それ以外の業務を補助者が行うという道が開けるだろう。

これ以外にも事務部門の人員配置の合理化・最適化にもこのような考え方は応用できるだろう。事務の各部門で行っている業務を棚卸することによって、その仕事が付加価値を生んでいるのかどうかを判断し、さらに課業を設定することによりマニュアル化を進めることも可能だ。

このような作業を定期的に行うことによって、人事異動なども円滑に進めることが可能となるだろう。

最後に医療従事者の働き方改革が叫ばれる中、医師等の勤務実態を把握し、どのような活動が行われていて、各活動がどのような価値を生み、あるいはそうでないかを分析してみることも重要である。

このような取組みを行い、医師等の勤務実態が把握できれば、管理会計で部門別の収益性を把握する際にも有用なデータを提供してくれることだろう。

テイラーの科学的管理法は、組織内部に焦点を当て、課業を設定し、差別的出来高給制を導入したわけだが、医療において差別的出来高給制がどこまで適応できるかは慎重に判断すべきことだろう。

工場労働者と医療従事者には共通する面もあるかもしれないが、金銭による動機づけを強めすぎることは危険性をはらんでいることを忘れてはならない。

3－5　ホーソン実験に基づく人間関係論

～人間性への回帰が生産性向上につながる～

1　テイラーの科学的管理法、フォードシステムへの反省

テイラーの科学的管理法は課業を設定し差別的出来高給制度を導入することにより生産性向上につながった。

経営者からすれば生産性が向上すれば利益が増加するし、労働者としても課業を達成することによって高い賃金を受け取ることができるので喜ばしいわけだ。だからこそ、一生懸命働く動機づけになった。また、テイラーの科学的管理法の影響を受けたフォードシステムもベルトコンベアシステムに基づく移動組立法で作業効率が向上した。

これらの考え方は合理的ではあったものの、工場で働く労働者を機械のように扱っていたのも事実であり、合理的に仕事さえしてくれればよく、機械に代替すればよいというのが経営者の本音でもあった。

テイラーの科学的管理法の時代には労働者が長時間労働をせざるを得ないほど経済的に困窮して

いたわけだが、次第に社会が豊かになってくると労働者側も経営者に対して様々な要望を出すようになってくる。給与引上げの交渉や休みを要求し受け入れられなければ仕事を放棄し退職する者もあらわれてくる。

そこで1926年にロックフェラー基金がハーバード大学に対して5年間で50万ドルの資金を提供し、工場で働く労働者の実態を解明することになった。この研究ではどのような要因によって労働者は動機づけられ、生産性が向上するかを明らかにすることを目的とした。

一世を風靡した科学的管理法によりかえってモラルが低下してしまったことに対して、どのような手を打てば生産性が向上するか、その解明が迫られていた。

研究にはオーストラリア出身のエルトン・メイヨーやフリッツ・レスリスバーガーなど多くの研究者が参加し、イリノイ州にあるウェスタン・エレクトリック社のホーソン工場で行われた。この工場ではAT&T向けの電話機や配電盤などの組立てが行われ、3万人規模であり、当時のアメリカでは最大級であった。

2　ホーソン実験の概略

ホーソン工場での実験（以下、ホーソン実験とする）では、まずマサチューセッツ工科大学のクレア・ターナー教授が参画し、照明の明るさを変えることから開始された。当初の仮説では照明を明るくした方が生産性の向上が見込めるのではないかと考えられていた。ただ、照明を明るくすればそれだけコストもかかるわけであり、費用を抑えながらどの程度の照明の明るさで生産性が向上するかが検証された。

この実験では労働者が照明を明るくしたグループと通常の同じレベルの2グループに分けられた。照明を明るくしたグループの生産性は高まったがそうでないグループとの差はみられなかった。

さらに、休憩時間の長短や室内温度の高低、窓の有無など作業条件を変更してみたものの生産性には変化がみられなかった。つまり、労働環境は生産性の高低とは関係がないという結論に至った。

さらに電話リレー・スイッチを組み立てている優秀な女性6名を選び、別の部屋に隔離し詳細に観察する実験を行うことになった。この実験では、休憩を全く与えなくても生産性は低下せず、室温や照明についても同様の結果であった。作業条件を悪くしても生産性が落ちなかった。

そこで、月あかりのような照明にすれば苛立ち、生産性が下落するだろうと予想したが、それでも彼女たちは働き続けた。いかなる作業条件の変更も生産性には影響しなかったのである。通常は考えられない結論が導き出されたわけであり、そのことを調べるために6名の労働者に対してインタビューを行うこととなった。

そこで明らかになったのは、多くの作業員の中から自分たちはエース級人材として選抜されたことが動機づけとなり生産性を低下させないように一生懸命に頑張ったということがわかった。科学的管理法では人間を機械のように扱っていたわけだが、人間性への回帰が生産性の向上につながることが明らかにされた。

メイヨーは、「産業文明における人間問題（The Human Problem of an Industrial Civilization）、１９５１年」において、労働者の自由裁量権を拡大することにより仕事の満足度が向上し生産性に影響するとしている。さらに、作業者間のやり取りや協力の度合いが高いほど、グループ内の結束力が強くなり、生産性向上につながることをも指摘している。

そして、最終的に仕事の満足度や生産性を左右するのは、物理的な作業条件ではなく、人間関係が影響しているとし、ここから人間関係論が導き出された。

テイラーの科学的管理法は業務プロセスを標準化し、それに基づき賃金を支払うという合理性を追求したものだったが、それとは異なり組織で働く人間性という心理的な側面からのアプローチが行われたことになる。

人間性への配慮無くして、生産性向上が図られないということは今の時代からすれば当然の指摘ともとらえることができるが、１９２０年代後半から１９３０年代前半の当日は斬新な発想だった。

3　医療機関における人間関係論

医療機関は多職種が集い、多様な価値観を有する者が協業する場であり、そこでの動機づけのあり方として人間関係論の教えは示唆に富むことだろう。職場の人間関係が重要であり、グループ内の強い結束なくして高い生産性を実現することはできない。

図表 3-5-1　栄養サポートチーム加算の届出状況

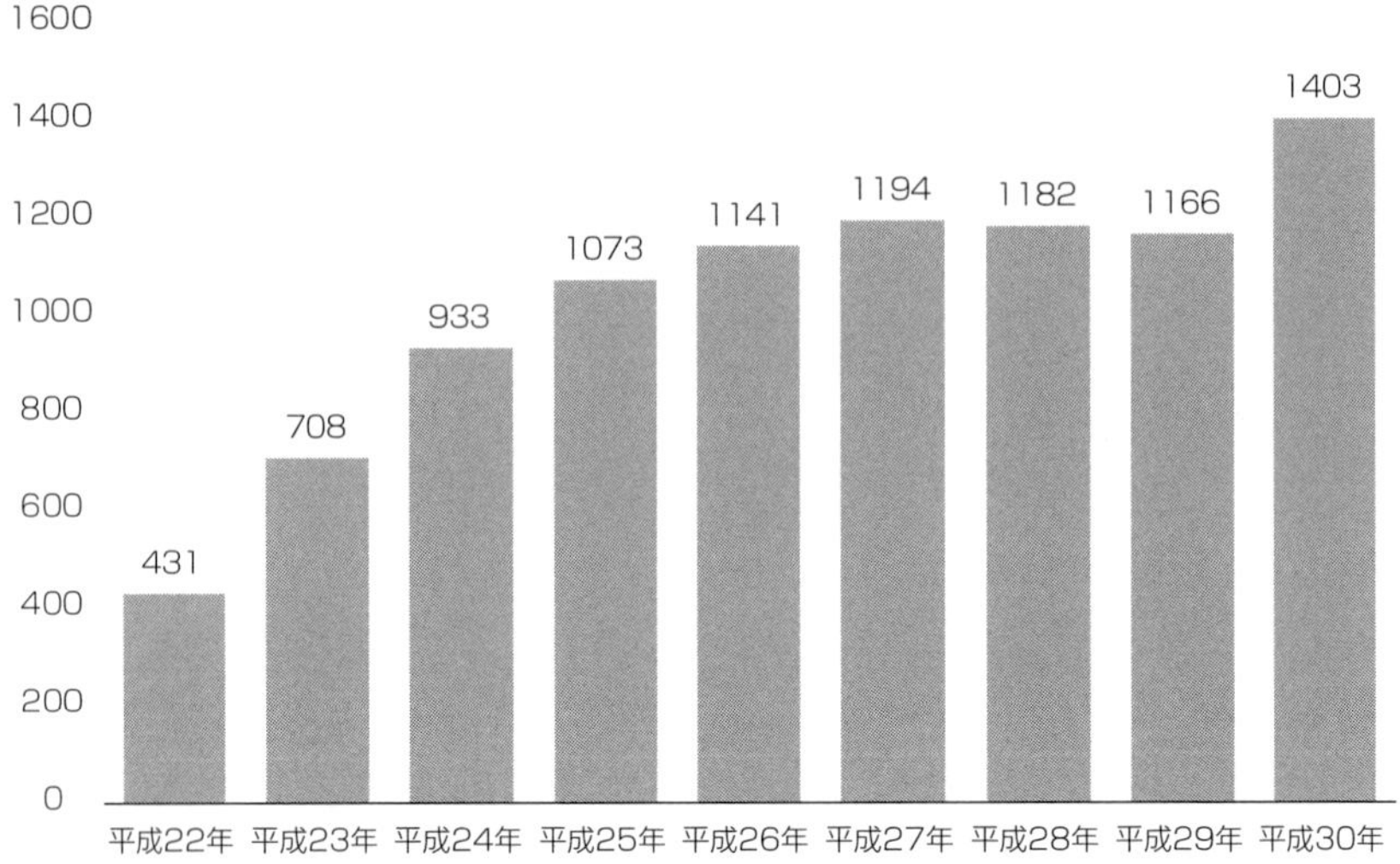

（※）中医協、主な施設基準の届出状況より、各年 7 月 1 日の届出状況。

病院という組織はその特性から縦割りになりがちでそのことが人間関係に支障をきたしてしまうこともある。だからこそ、近年では横串を刺す役割としてチーム医療が注目されている。

チーム医療のメンバーとして任命されることはホーソン実験と同様の効果が得られるだろうし、多職種が連携することによる付加価値も期待できる。

栄養サポートチーム加算は平成22年度の診療報酬改定で評価され、順調にその届出病院数は増加してきた（図表3−5−1）。しかし、近年届出病院数が頭打ちとなったものの、平成30年度診療報酬改定で専従者が求められていたものが、1日20件以内の場合には全て専任と要件緩和が行われた。結果として、その後、届出は増加している。

柔軟な働き方が求められる今日において望ましい改定だったといえるだろう。だからこそ、専従にこだわることなく専任で届け出、その分を同様に要件緩和となった緩和ケア診療加算の個別栄養食事管理加算の算定を目指して人員を充てるなどが有効だろう。

科学的管理法のような標準を設定し、それに基づく報酬を与えるというある意味、経済的アプローチが有効な場面もあるだろうが、医療機関の経営者は人間性への配慮を忘れることがあってはならない。

3−6　動機づけ研究の進化

～人間は何のために働くのか～

組織を経営するためにはそこで働く人々を鼓舞する必要があり、働かせることにより生産性を向上させていく必要がある。ある意味それが管理者の役割になる。それは１９２０年代のテイラーの時代であっても、今日も変わらない。

そこで、経営学では動機づけに関する理論が研究されてきた。テイラーの科学的管理法では人間を経済人とみて経済的合理性のために働くと位置付けた。

その後のホーソン実験などの人間関係論では、社会の発展に伴い金銭的な欲求が充足されると、非金銭的な要因によって人々は動機づけられるという主張が行われるようになってきた。

そして、20世紀初頭にはダグラス・マグレガー、エイブラハム・マズロー、フレデリック・ハーズバーグなどの著名な研究者が登場し、この集団は人間関係学派と名付けられた。人間の行動をビジネス環境との関係で研究する学派であった。

図表 3-6-1　マズローの欲求階層説

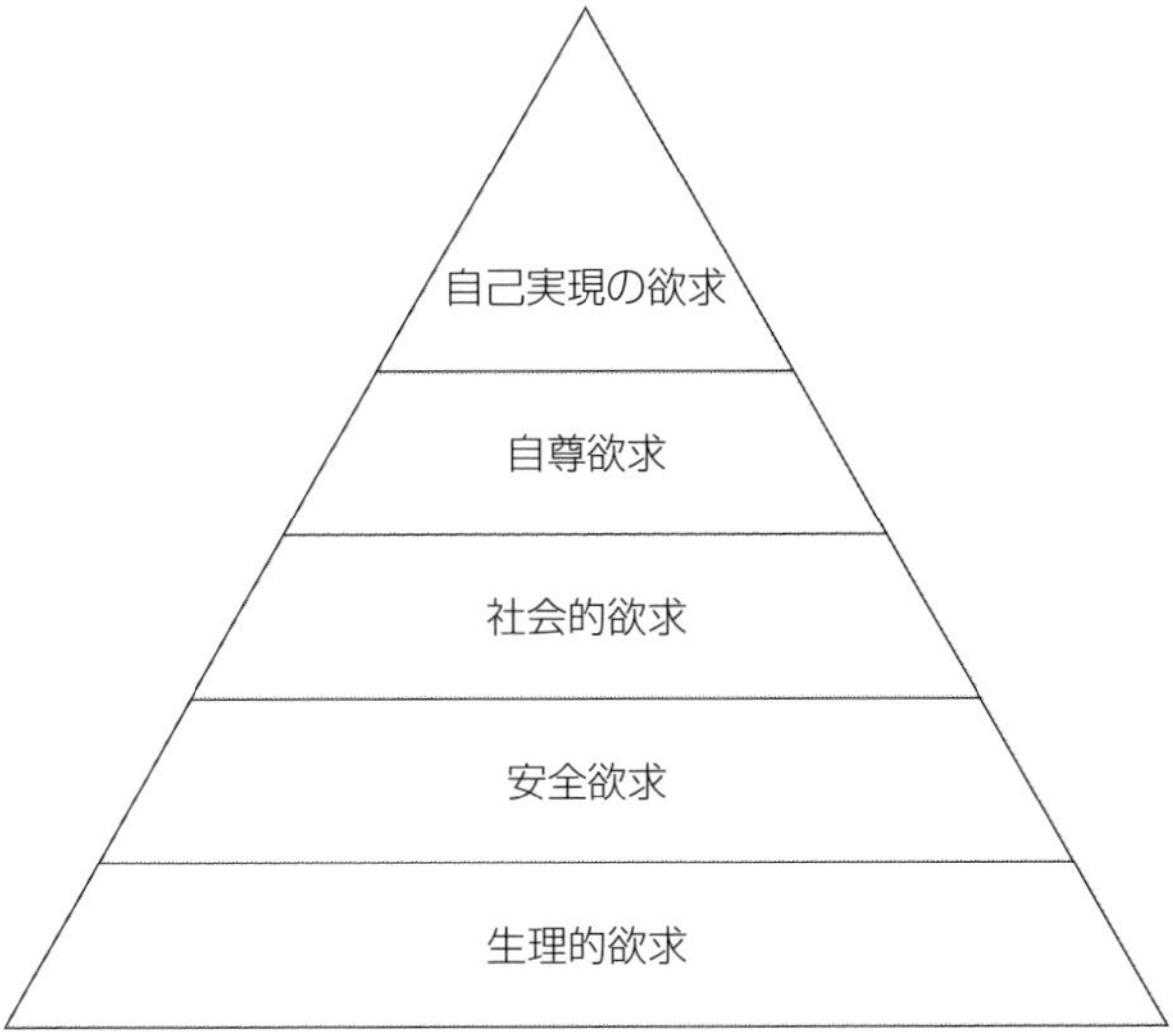

1　マズローの欲求階層説

人間の欲求について研究したマズローは、成功した人々の観察を通じて、共通項を見出そうとした。そこから導き出されたのは、人間の欲求は5段階の階層構造になっており、下から生理的欲求、安全欲求、社会的欲求、自尊欲求、自己実現の欲求とされている（図表3－6－1）。

最初の生理的欲求は、暖かさや食料といった基本的で生理的なものであり、人はパンがないときはパンのみによって生きることを意味している。しかし、空腹が満たされれば、人の欲求には変化が生じ、次の段階を求めるようになる。

次が安全欲求であり、その欲求が満たされると周囲と良好な関係を築きたいという社会的欲求が芽生えてくる。

それも実現されれば、さらに他人から尊敬されたいという自尊欲求を持つようになり、最終的には挑戦的で創造的な仕事をしたいという満足感である自己実現の欲求にたどり着く。つまり、自らの潜在能力を発揮することを達成しようという境地にたどり着く。

マズローは「もしも究極の平和があれば、音楽家は曲を書き、芸術家は絵を描き、詩人は詩を書くに違いない。人はなりたいものになるだろう。」と言っている。

2 マグレガーのX理論・Y理論

マサチューセッツ工科大学の経営大学院の教授であったマグレガーは、マズローの研究結果を受けて、The Human Side of Enterprise（『企業の人間的側面』）でX理論とY理論を展開した。

マグレガーによるとテイラーなどの科学的管理法で想定されていた人間観について人間は本来怠惰なものであり、強制され、金銭的な報酬がなければ働かない存在であり、この人間観をX理論と名付けた。いわゆるアメとムチの考え方といえる。

一方で、もう1つの人間観について人は本来仕事をするのが好きであり、強制されなくても遊びや休憩と同じように仕事に自発的に取り組む存在である。そして創意工夫をこらし、高難度の仕事に挑戦していく存在であり、これらの人間観をY理論と呼んだ。そしてマグレガーによれば、Y理論に働きかけることが重要であるということになる。

このような発想が生まれたのはマグレガーが牧師の息子であることも関係しているかもしれな

い。ただ、マグレガーは現実的でもありY理論に基づいた組織を構築することは容易ではなく、多くの組織の仕組みはX理論を前提として管理されているとも指摘している。

マズローの欲求階層説でいうところの生理的欲求や安全欲求はX理論に基づいたものであり、自尊欲求や社会的欲求はY理論に基づいた人間観と整合している。

3　ハーズバーグの動機付け・衛生要因

ハーズバーグは、The Motivation to Work（『仕事と人間性』）の中で、職務の動機付けについて2つの要因があることを指摘している。

1つは、衛生要因であり、給与や作業条件、労働環境、職場の人間関係など、満たされないと不満が起こる要因であり、これらは不満の原因とはなるが改善されたからといって満足の原因とはならないものである。

もう1つが動機づけ要因であり、仕事の達成感、周囲から承認や評価であり、これらが職務満足に影響するとしている。

ハーズバーグは衛生要因について最低限満たさなければならないが、動機付け要因に働きかけることが重要であると指摘している（図表3－6－2）。

図表 3-6-2　ハーズバーグの「組織の動機づけ・衛生要因」

衛生要因	動機付け要因
労働を行う上での環境要因。 満たされていなければ不満を持つようになるが、満たされたとしても不満が小さくなるだけで、満足が増えることにはならない。 （例）賃金、福利厚生、作業条件、職場の人間関係の良さ	労働者自身の精神的要因。 満たされるほど大きな満足を得られるが、満たされなかったとしても満足度がないだけで、不満を持つことにならない。 （例）人からの承認や評価、仕事に対する達成感や満足感

動機付け要因に働きかけることが重要

4　どうすれば医療機関の職員を動機づけができるか？

医療機関で働く職員は専門職であり、様々な教育を受け、多様な価値観を有する者の集まりである。職種により考え方や感じ方が異なるケースもあるが、皆が患者のために最善の医療を提供しようと考える共通点がある。経済的には不採算であることがわかっている治療であっても、自ら進んで提供することもあり、医は算術ではない。

しかし、医療機関も組織を存続させるためには一定の経済性を確保する必要があり、バランスのよい意思決定を行った経営が求められているし、職員のモチベーションにも十分な配慮が求められている。

この医療機関の職員はマズローの欲求階層説によるとより高次の欲求に近い存在であり、マグレガーの人間観ではY理論といえるのだろう。そう言いながらも、ハーズバーグが指摘する衛生要因はきちんと取り除かなければ不満足が蔓延してしまい、組織が沈滞ムードに陥る危険性もある。ただ、高次の欲求に働きかけ、動機付け要因を重視することが活性化につながるだろう。

テイラーの時代は経済人モデルに基づき強制的に働かせるために金銭的刺激が重視されたが、やがてホーソン実験の人間関係論では周囲から認められていることや職場の人間関係などが重要となり、最終的には職務自体の魅力度や患者から感謝される動機づけ要因が重要となる。

医療機関経営者は、組織の発展段階に応じたマネジメントのあり方を考え、実行していくことが求められる。

3-7 ファヨールの経営管理論
～実践的な管理過程学派から学ぶこと～

1 ファヨール経営管理論

テイラーが科学的管理法を提唱したのと同じ時代にフランスではアンリ・ファヨールが登場し経営学の父の1人とされている。

ファヨールは鉱山技師としてキャリアを開始し、その後、社長にまで昇りつめた人物であり巧みな経営手腕を発揮した。倒産寸前の会社を再建したその30年にわたる経験を1917年に『産業並びに一般の管理』という書籍にまとめ今日に受け継がれている。

しかし、アングロサクソン系が中心であった経営学の世界では決して注目された存在とはいえなかった。ファヨールの業績は、マネジメントを定義したことであり、それは鉱山会社だけではなく、他の業種、病院にさえも当てはまる普遍的な経営管理のあり方を提唱したことである。様々な経営理論が流布する中で、ファヨールによるマネジメントは最も長期にわたって経営者が行うべきことを体系的に整理しているともいわれる。

ファヨールは企業における活動を以下の6つに分類し、これらの機能が有機的に結合することによって有効な経営ができることを説き、経営学の体系化を行った。

①　技術活動→技術開発と生産・製造のプロセスについて
②　商業活動→購買、販売など物品の売買について
③　財務活動→資金調達、運用及び資金の管理について
④　保全活動→人、物、設備の維持・管理について
⑤　会計活動→資金の配分について
⑥　管理（経営）活動→組織を統制するためのルールについて。事業計画、指揮命令系統、業績評価、部門間調整などについて

これらのうち①から⑤は企業活動の流れを整理したものであるが、特に管理活動が重要であることを主張した。管理活動とは、図表に示すように、計画、組織、指示・命令、調整、統制という5つの要素から構成されるものであり、これらは全体として1つの循環過程となり、ここから経営学における管理過程学派と呼ばれるに至った（図表3–7–1）。

今でもこれらはＰＤＣＡ（Plan→Do→Check→Action）サイクルなどと呼ばれ、考え方は踏襲され、実務にも浸透している。

さらにファヨールは組織における階層があがるにつれて管理活動の比率が高まり、社長などの管理者はその多くの時間を管理活動に充てるべきことを主張している。さらに、企業規模が増大するにつれて、管理活動の比率が高くなることも指摘している（図表3–7–2）。

確かに病院のトップマネジメントは、管理活動に割く時間が多くを占めるわけであり、その他の

図表 3-7-1

——管理プロセス——

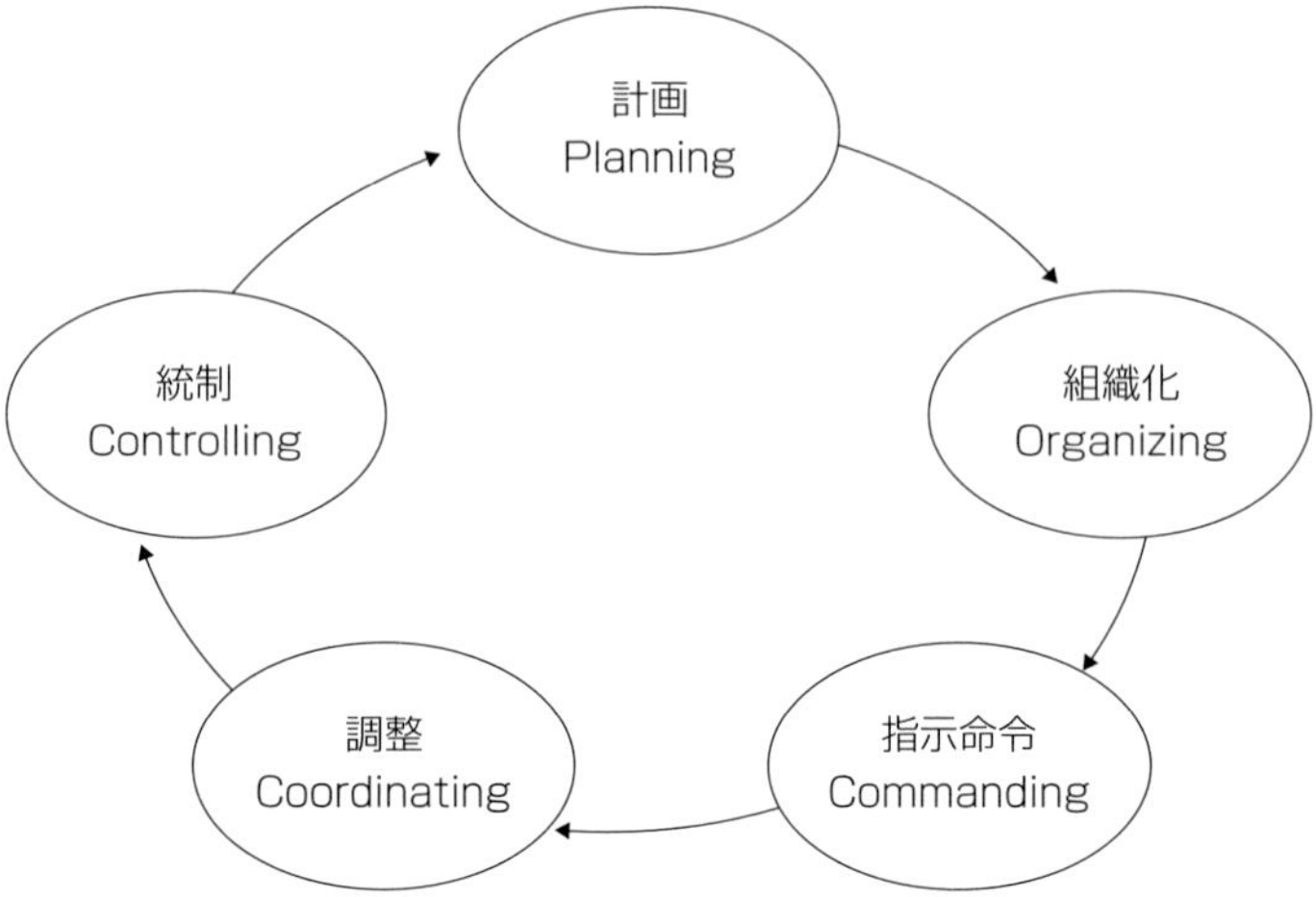

図表 3-7-2

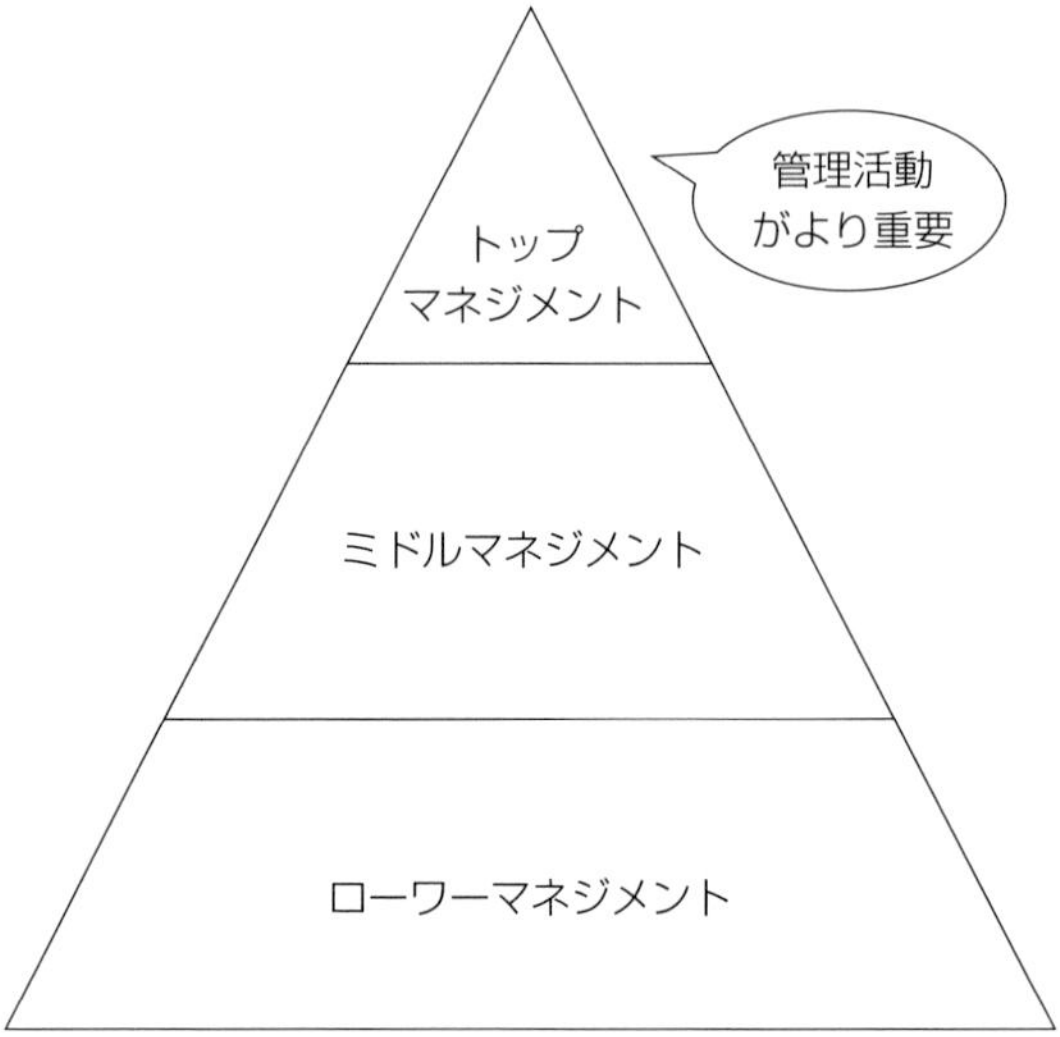

活動は各部門に権限移譲することが望ましいといえる。また、中小規模病院であれば経営者は現場の活動に時間を割くことが多いはずだが、大病院ほど管理の必要性が高くなることは誰しも納得がいくところだろう。

2　14の管理原則

ファヨールは14の管理原則を提唱しており、経営者が関心をもつべきことについて普遍的な法則を導き出した。

①　分業の原則
②　権限・責任一致の原則
③　規律の原則
④　命令一元化の原則
⑤　指揮一元化の原則
⑥　全体利益優先の原則
⑦　従業員の報酬の原則
⑧　集権化の原則
⑨　階層組織の原則
⑩　秩序の原則

⑪　公正の原則
⑫　従業員安定の原則
⑬　自発的努力の原則
⑭　従業員の団結の原則

これらの管理原則に共通する点は、組織の管理のためには規律を守る必要があるが、従業員に対する思いやりと愛情を持つことが重要であるという一貫した哲学が反映されている。

このような管理原則を提唱したファヨールは、ＭＢＡ教育の基礎をつくり、軍事高等学校で教鞭をとり、引退後も経営教育を行った。ファヨールの講義ノートは１９２５年までに１・５万部も印刷され、出版もされ、経営教育の基盤をつくった。

科学的管理法を提唱したテイラーは工場における作業能率をいかに高め、作業者の待遇を高めることに邁進した。しかし、ストップウォッチを持った科学者的な要素をもったテイラーとファヨールはその範囲が異なった。

ファヨールは30年間経営者として実績を残したため、組織全体をどう牽引していくかを試行錯誤の中から考え出した。いかに企業を統治するかを考えたといってよいだろう。従来のマネジメントからAdministrationという言葉を生み出したのもファヨールであるといわれ、Master of Administrationの語源のもとにもなったともいわれる。

病院においてもテイラー流でパスの普及を浸透させ、標準化・最適化を実現していくという視点はもちろん必要なことである。しかし、そのことは経営管理の一面だけをとらえたものであり現場的な視点からの改善活動の１つに過ぎない。病院経営者はファヨールが教える管理について学び、組織全体を牽引していくことが求められている。

もちろん現場の管理を軽んじていいということではなく、改善活動を担う者を指名する必要はでてくるだろう。部分最適に陥ることなく、全体最適を追求することこそが経営者に求められていることである。

病院経営者もファヨールの管理原則から学ぶことは多いはずだ。

3-8　ポジショニングから人間性へ
〜エクセレント・カンパニーの教え〜

1　1980年代はじめに議論された経営戦略論

1980年代はじめはマイケル・ポーターのFive Forces分析や3つの基本戦略、そしてフィリップ・コトラーの市場地位別戦略などのポジショニングを中心とした戦略論が一世を風靡した時代であった。

フレームワークを活用することによって容易に戦略が策定できるというメッセージはビジネススクールで大量のMBAが輩出された時代背景にもマッチした。ポジショニング戦略は市場地位によりとるべき戦略は異なることを前提にし、そこには感情や人間性への配慮のようなものはなかった。

ただ、すでにこの時代にPPM分析などのフレームワークで有名であったボストンコンサルティンググループのライバルである戦略系コンサルティングファームのマッキンゼー社は人間性への回帰を提唱していたことは注目される。

図表3-8-1
組織変革を進める際に、7つのSに配慮することが成長の源泉にな

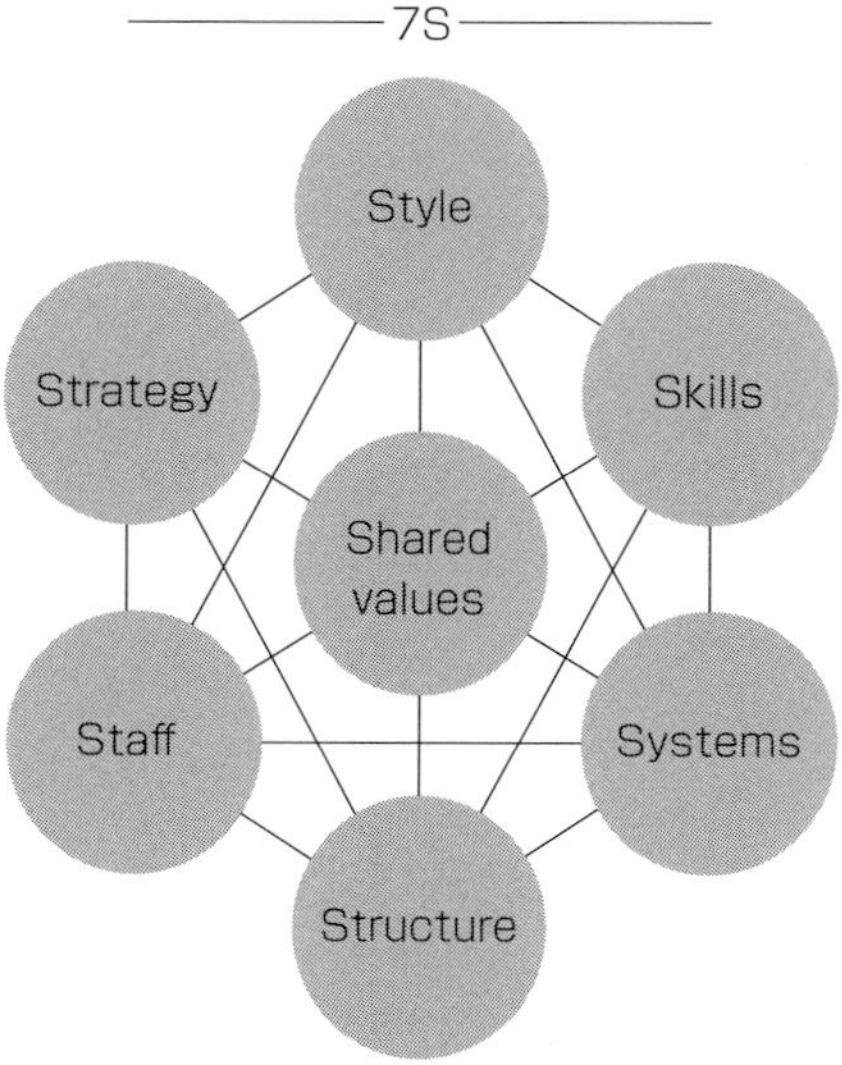

1982年には同社のコンサルタントであったトム・ピーターズとロバート・ウォーターマンがIn Search of Excellence（日本版、『エクセレント・カンパニー』）において、米国で優れた経営を行っている企業43社の実態調査を行いそこからの教訓を明らかにした。そのエクセレント・カンパニーの特性は以下の8つであることが明らかにされた。

①　行動の重視
②　顧客に密着する
③　自主性と企業家精神
④　ヒトを通じての生産性向上
⑤　価値観に基づく実践
⑥　基軸事業から離れない
⑦　単純な組織・小さな本社
⑧　自由と厳しさの両面をあわせ持つ

さらに、この8つから導き出された7つの成功要因が図表3-8-1に示す7Sであ

図表3-8-2　7S

ハードS	ソフトS
トップダウンで決定し、実行しやすい。 ■Strategy（戦略） ■Structure（組織） ■Systems（社内の仕組み）	着手しづらいが、組織変革を進める際に重要。 ■Staff（人材） ■Skills（スキル） ■Style（経営スタイル） ■Shared Values

り、企業の成功は戦略、組織構造、システムといったハードSだけではなく、人材、スキル、経営スタイル、共通の価値観（Shared Value）といったソフトSで決まるという主張が行われた（図表3－8－2）。

この中心にあるのが共通の価値観であり、エクセレント・カンパニーは戦略や組織構造ではなく、価値観の共有によったマネジメントが行われているという。価値観の共有は、理念の共有と言い換えてもいいだろう。

戦略や組織などのハードSはトップダウンで決定しやすく、実行しやすいが、ソフトSに働きかけることが組織変革のためには重要であるという。戦略や組織構造、システムを決めたところで、ソフトSに働きかけなければ、絵に描いた餅に終わってしまうということであろう。

実際に多くの組織で戦略が策定され、それに基づく組織構造がつくられるわけだが、策定して終わりということも少なくない。

このエクセレント・カンパニーの主張は、経験曲線効果やPPM分析、Five Forces 分析が注目された時代に斬新な発想であったもののフレームワークとしての活用には不向きな面も多く、当時のマッキンゼーの中でも決して前向きな意見が多かったわけではないという。そもそもコンサルタントのビジネスになりづらいフレームワークだったからだろう。

その一方でトム・ピーターズらは全米各地の講演会で引っ張りだこになり、この人間性への回帰という考え方はのちの経営学で人や組織に着目する資源に基づく見方（RBV：Resource Based View of the Firm）に大いなる影響を及ぼすことになった。

エクセレント・カンパニーでトム・ピーターズとロバート・ウォーターマンが主張したかったことは数字やそれに基づく分析に明け暮れ、結果として顧客から目を背けるのではなく、心を1つにして原点に立ち返ろうということであった。

このような実態調査から浮き彫りにされたエクセレント・カンパニーであるが、対象とされたエクセレントな43社のうち半分は5年で、そして15年経過するとほとんど全てがエクセレントではなくなったという批判もある。これは企業調査あるいは、経営学の限界でもあり、永続するエクセレント・カンパニーの特性を導き出すことは容易でない。

2　共通の価値観、理念の重要性

このエクセレント・カンパニーの教えは病院経営においても示唆に富む指摘である。

地域の中でのポジショニングに基づき自院の立ち位置を決め、不足する機能を補うことが今、医療機関に求められていることは事実だろう。

地域で回復期機能を有する病床が不足しているのであれば、果敢にその機能に進出、挑戦し、先行者優位性を発揮することが大切である。そのためには、データ分析が重要であり、そのためのツールは様々なところで提供されている。そのことが結果として地域の医療提供体制の効率化につながり、機能分化が進んでいくことになる。

地域医療構想では調整会議を通じて皆で議論を行い、あるべき医療提供体制に近づけていこうという自主的な取組みが中心となっている。公的医療機関に対して都道府県知事は強制力を持ち、特定機能病院や地域医療支援病院の承認をしないなどの権限も付与されているものの、基本的な考え方は自主性に任せされている。

もちろん、それだけで地域医療構想がうまくいくとは限らないわけであり、分析ばかりでなく、顧客に目を向けることが重要である。変わりゆく医療ニーズに対して現実的に自院が何をするのかを考えなければならない。そして、そのことを7Sの中心に位置づけられる共通の価値観、理念に落とし込んでいく必要がある。それが組織変革を成功に導くことだろう。

人口構成が大きく変わり、結果として医療のあり方は平成の時代とは変わっていくことだろう。令和時代の医療提供のあり方について現実的かつ冷静に対処できた医療機関だけが生き残っていけるのではないだろうか。

今までの常識や実行してきたことを変えることは難しい。しかし、変わることができなければやがて滅びゆく運命が待ち受けているかもしれない。

経営学説も絶対とされたポジショニングから新たな時代にシフトしていったように、あらゆる物事は変化していくことを経営者は忘れてはいけない。

3-9　ベンチマーキングによる評価・改善

～ベストプラクティスを探索し、最適化を目指せ～

1　ビジネス・プロセス・ベンチマーキングとは

『ビジネス・プロセス・ベンチマーキング　～ベスト・プラクティスの導入と実践～』がゼロックスでベンチマーキングを主導したロバート・キャンプによって１９８９年に出版された。競争相手等のベストプラクティスから学び自らの業務改善をする活動であり、全社的にＴＱＭ（Total Quality Management）を導入することにより品質改善等につなげていく。

ベンチマーキングは他から学ぶことであるが、「他」には組織内部がまずは思い浮かぶが、業界内での比較、さらに業界外から学ぶこともあるし、関係しない業務と比較することもある。身近な比較ほど実施しやすく短期的に効果がでやすいとも考えられるが、一見すると関係しないと思われる他業界等から学ぶことも有益である。

2　ゼロックス等の先行事例

１９７０年頃にはコピー機市場で80%程度のシェアを有していたゼロックスは、キャノン、リコー、ミノルタなどの日本企業による新規参入が相次ぎ、１９８０年代初頭には10%台にまで市場占有率が下落してしまった。高品質・低価格の日本企業にシェアを奪われてしまったわけだ。

窮地に立たされたゼロックスは、ロバート・キャンプを中心に競合企業の製品を分解し、品質やコストの探求を行う「リバース・エンジニアリング」を行うとともに、富士ゼロックスに調査チームを派遣し、日本企業の生産プロセスの優れた秘訣を探った。

さらに、ゼロックスは他業界であるアウトドアブランドのＬ・Ｌ・ビーンからも学んだ。多品種を扱う同社のピッキングの手法を学ぶことにより年間２００万ドルの在庫削減が可能になった。また、請求回収業務をアメリカン・エキスプレスから学び、顧客満足度を38%向上させつつ、間接業務費を50%、資材調達費を40%削減できたという。

業界外からも学ぶこれらのベンチマーキング活動により、１９８９年には市場占有率を約３・５倍挽回することが可能となった。

なお、ゼロックスは１９８９年にマルコム・ボルドリッジ賞（ＭＢ賞）を受賞し、発表会でベンチマーキングの効果を公表したことから全米にこの手法が広まっていった。

低価格での移動が可能なサウスウェスト航空もベンチマーキングからその競争力を強化したことで知られている。１９７０年代には特色のない航空会社であったが、低価格という特色を出すべく「15分ターン」を他業界のノウハウを活かして実現した。

当時のサウスウェスト航空は、平均60分の飛行をし、空港の駐機場で45分待機し、再び60分の飛行をするという一般的な業務プロセスであった。しかし、この待機時間を「15分ターン」とするために、インディ500のピットクルーに学んだ。

インディ500は毎年5月にインディアナポリス・モーター・スピードウェイのオーバルトラック1周2・5マイル（約4・023㎞）を200周、走行距離500マイル（804・672㎞）で争うものである。F1モナコグランプリ、ル・マン24時間レースと並び世界3大レースの1つに数えられ、その中でもインディ500は「世界で最も偉大なレース」と言われている。

サウスウェスト航空はこの給油・整備のピットクルーの事前の段取り、専用工具の開発、熟練とチームワークについて詳細に研究し、それを航空業界に導入することにより15分ターンが可能となった。

また、同社は業界人お断りの採用方針をとり、業界常識にとらわれない新たな発想を重視した。従来の航空業界では座席は事前に指定され、そこに座るのが常識であったが、サウスウェスト航空では席こそ確保されるものの、事前に座席は決まっておらず好きな場所に乗れる。だとするといい席をとりたいと顧客は考え早めに空港に到着することになり、このことも15分ターンにつながっていく。

5つ星ホテルで知られるリッツカールトンはハウスキーピング時間を削減するために系列ホテルや病院から学んだという。これにより客室清掃時間が65％削減され、リネンの年間購入費用が大幅に削減されたという。

3　病院におけるベンチマーキングの事例

病院でもベンチマーキングは今日さかんに行われている。

２００３年に急性期入院医療の支払方式であるＤＰＣ／ＰＤＰＳが特定機能病院等の82病院に導入され、２０２０年4月には1、７５７病院にまで拡大されている。これらの病院はどのような患者に、どのような診療行為を行っているのかをレセプトデータを用いながら全国共通フォーマットで作成している。

なお、ＤＰＣ／ＰＤＰＳによる診療報酬の支払いを受けていなくても、同一のフォーマットであらゆる病院が国にデータ提出を行っている。これらのデータを用いることにより、他院との比較がしやすくなっている。

これにより診療プロセスを比較し可視化ができ、その改善あるいは最適化につなげていくこともできる。様々なベンチマーキングが可能であるが、代表的ないくつかを紹介する。

①　医療の質の比較

医療は患者のために存在するわけであり、最終的には死亡率を低下させることが医療機関にとっての大切な役割になる。ＤＰＣデータには退院時転記が患者ごとに記録されているので特定の疾患での死亡状況を把握できる。自施設の中で生存した患者と死亡した患者に対する診療プロセスの違いを把握することも可能であろうし、他施設との比較から自院の診療の過不足を把握できるかもしれない。例えば、集中治療室への入室の有無や特定薬剤投与の有無などがアウトカムに影響を及ぼす可能性もあり、その違いを把握することが可能となる。

②　医療資源投入量の比較

薬剤投与の有無や量が医療の質に影響を及ぼす可能性があるが、その他にもＤＰＣ／ＰＤＰＳという１日当たり包括払いの環境下ではどれだけ薬剤を投与しても、あるいは画像診断や検査を実施しても追加的な報酬を得ることはできない。なお、今日多くの入院医療は包括払いが導入されている。だとしたら、過剰であることは経済性という観点からも適切ではないことになる。必要な医療資源の投入は命が係わる医療であるから惜しみなく行うべきであるが、無駄を省くと同時に、出来高払いが原則となる外来で行えるものは退院後に実施するという姿勢も必要だろう。

③　適切な在院日数の把握

適切な在院日数は医療の質と経済性のいずれからも重要である。仮に在院日数が短すぎれば適切な治療を行えていない可能性もある一方で手術成績が優れているがゆえに実現可能なのかもしれない。院内でも医師による退院基準のバラつきなどがあるかもしれないし、他院と比べることによりさらにその意義がさらに深くなる。患者にとっても不要な入院は感染症などのリスク、さらに経済的な負担を考慮して行うべきではないことから、ベンチマーキングは有効な手法である。

ただ、ベンチマーキングを行う際に留意しなければならないこともある。自院は特別であり他の組織と比較することに意味がないという指摘だ。例えば、高齢者が多い、合併症を持っている重症者が多い、地域特性で転院先が限られるため他と比較することに意味がないといわれる。もちろん同機能の医療機関、さらに同質的な患者の比較をすべきであることは言うまでもなく、納得感をどう醸成するかが重要である。

さらに医療機関は他業界から学ぶことも忘れてはならない。医療は特殊だからと言い、他を受け入れないようでは業界の進歩が閉ざされる。命を預かる医療であるという誇りを持ちながらも柔軟に他業界のベストプラクティスから学ぶことが医療をさらに進化させていくことだろう。

3-10 CSRは有効か

～HSRによる社会貢献が経済的利益を生む～

1 CSRとは何か

CSR（Corporate Social Responsibility：企業の社会的責任）は企業経営において重要だと位置づけられている。CSRランキングも存在し、利益を生み、企業価値を高めるだけでなく、社会的責任を果たすことを評価しようという取組みも存在している。

企業は利益を創出し、それを出資者である株主に配当等を通じて還元する役割があるが、それだけでなく環境問題や途上国支援など一見すると経済性を生まない活動をも行うことが期待されている。このことは我が国だけでなく、世界的な潮流でもグローバルな視点からも注目されている。

米国では社会的責任投資（Social Responsibility Investment：社会的責任投資）が総投資資産の10％を超えるほどだという。競争戦略の権威であるハーバード・ビジネス・スクールのマイケル・ポーターもCSR活動が有効であるとの見解を示しており、CSV（Creating Shared Value：共有価値の創造）を提唱している。

これは、社会価値と経済価値の創造を両立させることによって、企業価値を向上させていくというコンセプトである。もちろん、これらの活動により利害関係者に対するアピールになるという考え方もある。

一方で費用負担があるのだから、その取組みは財務状況を悪化させるという見方もあるだろう。

ここでは、ＣＳＲ活動についての経営学の知見からその活動は有効なのかを整理し、医療機関にとっての意義を考えていく。

2　ＣＳＲは経済的利益を生むのか　なぜ企業はＣＳＲに力を注ぐのか

ＣＳＲに注力することが経済的利益を生むのかどうかについては様々な議論がある。個別企業での事例も多数紹介されており、キリンのＣＳＶなどはよく知られている。ただし、ある特定の事例が普遍的なものかどうかはわからない。

そこで、広範囲にわたったメタアナリシスを用いた研究であるアイオワ大学のシュミットらが２００３年にオーガニゼーション・スタディーズに投稿した「Corporate Social and Financial Performance: A Meta-Analysis.」の知見を披露したい。彼らは、ＣＳＲについて研究されてきた過去の実証研究が実施された論文を紐解き、ＣＳＲが財務的な業績にプラスであることを示している。

一見するとＣＳＲへの投資は財務状況を悪化させ企業価値を毀損するという考え方もできる。にもかかわらず、経済性を高めるというのだから不思議な感じもする。ではなぜ、ＣＳＲが財務的に好循環を生むのだろうか。

まず1つはイメージアップが図られることだ。儲かっていることはいいことだという反面、やっかみによる風評も立ってしまうかもしれない。環境問題等に取り組んでいる企業であることをアピールすることによって、消費者からプラスの評価を受けることができる可能性がある。

また、有効求人倍率がオイルショック時並みの水準になり働き手が不足する今日、優秀な人財を確保するためにもCSRは有効に機能する。優秀で熱意のある人は大企業であるとか、給料がいいということだけでは集まらない。社会貢献に注力する組織だからこそ、存在意義を感じ集ってくる。

仮に社会的貢献に力を入れないと、その企業の製品やサービスの購入を控えようという不買運動につながる顧客すら出てきかねないのが昨今の状況といえるだろう。

もう1つはCSRが人財の強化につながるという考え方も経営学では提唱されている。CSR活動では、普段の取引相手とは異なる利害関係者と接することが増えるため、視野が広がるという効果が期待できるという。さらに、CSRは社会全体のあるべき視点から行われるものであり、長期的な視点から自らのあり方を考えることができるようになるともいわれる。

その後、2013年にはロンドン・ビジネス・スクールのセルバエスらがマネジメント・サイエンスに投稿した「The Impact of Corporate Social Responsibility on Firm Value: The Role of Customer Awareness.」から新たな事実が判明している。

この論文では約1万社のデータを用いており、高度な統計解析の結果、必ずしもCSRが業績向上につながっていないという。

BtoB（Business to Business）企業ではＣＳＲはマイナスの効果があるが、BtoC（Business to Customer）企業ではプラスの効果があるという。BtoB は企業同士の取引が中心であり、BtoC は企業と消費者が関わっている。

広告宣伝費を使うのは、BtoC 企業であるからその一環という見方もできる。ＣＳＲによって消費者のイメージが良好になり、他社製品と迷ったときには購買意欲が増すということだろう。

3　ＨＳＲが医療機関を成長させる

紹介した経営学の知見からは全般的にはＣＳＲは経済的利益を生むことがわかった。このことは医療機関にも当てはまるのであろうか。

そもそも医療機関は非営利であることが前提であり、営利企業の議論が当てはまるかどうかわからない。しかしながら、ピーター・Ｆ・ドラッカーが「非営利組織のマネジメント」で述べたように非営利組織もマネジメントが必要であることは変わりがなく、社会的責任を果たすことは重要な役割である。

そもそも医療機関は新型コロナウイルスで緊急事態宣言が発令された中で極めて重要な役割を果たしており、社会的に不可欠な存在であることは誰もが認めるところだ。

それに加え、災害時にはＤＭＡＴなどを派遣し、何かあったときには無償で社会のため、地域のために取り組む存在でもある。

ただ医療機関のビジネスモデルはBtoP（Business to Patient）であり、企業に当てはめればこれはBtoCになるだろう。もちろん社会貢献をすることは重要であるが、患者が病院を選ぶ基準は別の評価軸があるように私は考えている。

自宅からの距離や、評判・実績などではないだろうか。だとすると社会貢献は業績を向上させないのだろうか。企業と同じように社会貢献に注力することは価値がある活動だと私は考えている。

わかりやすいところでは、ＤＰＣ／ＰＤＰＳにおける機能評価係数Ⅱでは地域医療指数があり、その中の体制評価指数で災害医療への対応が評価されている。ただし、経済的なインパクトはそれほど大きいとはいえない。

だとすると、医療機関に価値をもたらすのは人財だろう。人件費が医業収益の約50％程度になる医療機関は人が支えている。

災害医療など社会貢献を積極的に行う医療機関には熱意のある優秀な人財が集まる。全てを犠牲にしてでも、医療に貢献したい、そのためにも日常からレベルアップしたいという想いを持った職員が集うことにより、それが組織の強みにつながる。病院も利益がないと成長できないわけだが、そのことを理解できない医療職は少なくない。

お金儲けのために医療をやっているのではないと思うスタッフは少なくない。でも、有事に備えて蓄えをしようと説明すればスタッフの行動も変わるのではないだろうか。社会貢献、地域貢献こそが医療機関の存在意義なのである。

さらに、これらの社会貢献活動を行うことが行政から評価され補助金や寄付が受け入れやすくなるかもしれない。ＨＳＲ（Hospital Social Responsibility）は決してお金のために行われるものではない。

ただ、自分たちが頑張っているというだけでは適切に活動が評価されるわけではない。

大切なのは、広報（Public Relations）を強化していくことだ。病院で広報の専門家を雇用できるところは少ないと思うが、「伝える力」はあらゆる意味でとても重要である。

ＨＳＲの活動を行うとともに、広報戦略を強化することが自院をさらに成長に導くことになるだろう。

3－11　学習する組織をいかにつくるか

～ダイバーシティ経営は有効か～

1　学習する組織をつくれ

病院では国内外での学会活動はもとより、院内でも各種勉強会が毎日のように開催されている。また、自己研鑽も推奨されており個人が学ぶことを組織の知として共有していくことが期待されている。医療が日進月歩であるからこそ、新たなる知見を身に着けるべく教育研修に注力する病院の姿勢は正しいし、今後も変わることはなく、より加速化していくことだろう。

学習する組織は、１９７０年代にハーバード・ビジネス・スクールのクリス・アージリスによって提唱された概念であり、その後、マサチューセッツ工科大学のピーター・センゲが１９９０年に『The Fifth Discipline』（日本語版：最強組織の法則）を出版し世界的な注目を集めた。

クリス・アージリスは、組織の学習プロセスには、シングルループとダブルループの学習の２つがあるという。シングルループ学習は、「組織の誤りが発見され修正されても、組織が現在の方針を実行し既存の目的を達成しようとするような状態」であり、ダブルループ学習では「組織の誤りが、基礎をなしている規範や方針、目的の修正を伴う方法で発見され、修正される状態」である。

この例としてしばしば登場するのがサーモスタットである。室温を例えば22度に設定した場合に、常に22度を保とうとするのがシングルループ学習になり、与えられた目標を所与のものとして行動する。一方で、ダブルループ学習では22度という目標設定そのものに疑問を持ち、所与の前提をも検証の対象とする。学習する組織をつくるには、自発的な行動が必要であり、ダブルループの組織学習が重要であるという。アージリスによるとほとんどの組織はシングルループ学習はできているが、ダブルループ学習にたどり着くことはとても苦労するという。

また、ピーター・センゲは学習する組織には5つの構成要素があることを示しており、継続的な学習が重要であるという。

- ●システム思考（会社や社会の実際のあり方を理解すること）
- ●自己マスタリー（他人に対して開放的になること）
- ●メンタル・モデルの克服（個々人が従来の思考法を超えること）
- ●共有ビジョンの構築（皆が納得できる方向性を明らかにすること）
- ●チーム学習（ビジョンを達成するために協力すること）

2 SECIモデル

SECI（セキ）モデルは、一橋大学の野中郁次郎が1990年に「知識創造の経営」で提唱したものであり、その後、1996年にハーバード・ビジネス・スクールの竹内弘高と共著である『知識創造企業』は世界的ベストセラーになった。ここでは、チームでの知識創造をどう進めるか、イノベーションをどう生み出すかの仕組みが明らかにされている。

個人が持つ知識には、主観的な性格が強く客観的に示すことができない暗黙知と文書や図表で示すことができる形式知がある。例えば、外科医はその手術手技について経験などを通じて学ぶわけでそれが暗黙知であり、それをマニュアル化したものが形式知ということになる。

SECIモデルは、個人が持つ暗黙知を「共同化」（Socialization）、「表出化」（Externalization）、「連結化」（Combination）、「内面化」（Internalization）という4つの変換プロセスを通じて、集団や組織の共有の知識（形式知）とする知識創造の理論である（図表3-11-1）。

①「共同化」とは、経験を共有することによってある人から別の人に暗黙知を共有することである。②「表出化」とは、暗黙知を対話などを通じて概念化し、集団で共有することである。③「連結化」とは集団での形式知を組み合わせて新しい知を創造することである。④「内面化」とは、表出化あるいは連結化した知を、自らのノウハウとして体得することである。

図表 3-11-1　SECI モデル

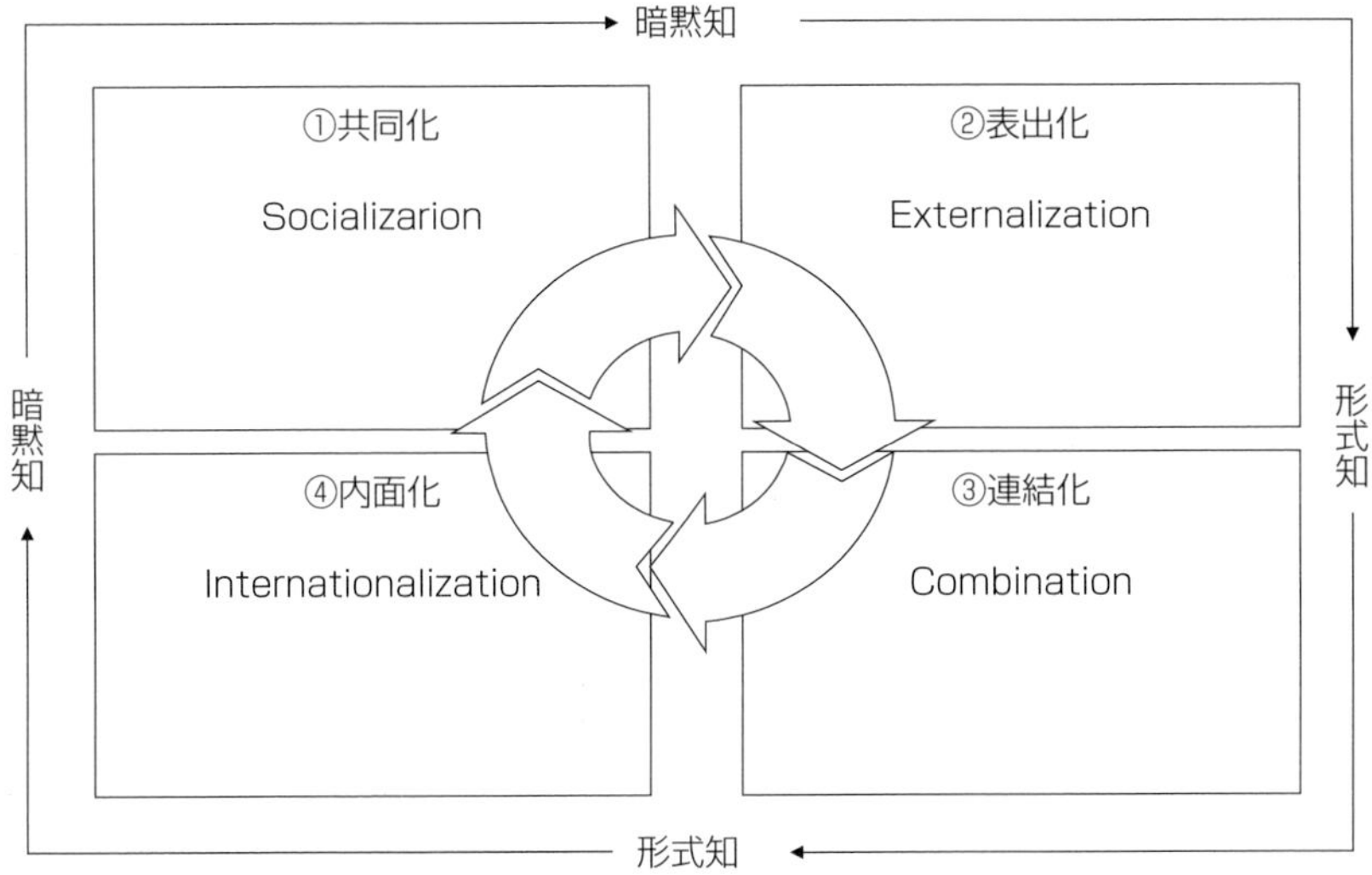

SECIモデルの各プロセスは以下のようになる。

●共同化（Socialization）とは、暗黙知から暗黙知が生まれるプロセスであり、外科手術をオーベンがネーベンと一緒に施行することで、指導医の手術手技の仕方を見よう見まねで覚えるような例が挙げられる。

●表出化（Externalization）とは、「共同化」によって得た暗黙知を形式知に変換するプロセスであり、経験によって得たノウハウをマニュアルに落とし込むことによって形式知とすることなどが挙げられる。

●連結化（Combination）とは、「表出化」によって変換された形式知を、ほかの形式知と組み合わせるプロセルであり、例えば消化器外科で作ったマニュアルを心臓血管外科など他の部署のマニュアルと比較することにより、新たな視点を得て、より包括的なものとすることである。

●内面化（Internalization）とは、「表出化」「連結化」のプロセスを通じた形式知が、個人的な暗黙知になっていくことである。新しく作ったマニュアルに沿って実践を行う中で、自分の中で新たな知見が生まれるものである。この暗黙知が、「共同化」によって他のメンバーに伝わっていく。このサイクルがダイナミックに回ることで、知が増大し、知識創造が可能になる。

野中によるとイノベーションはどのプロセスにおいても生まれるものであり、徹底的に対話をし尽くすことにより、言語を超えてお互いが共感し、暗黙知が共有されるという。

3 who knows what が大切

ここでは、組織の知に関連する我々にとって重要と思われる2つの学説を紹介したい。

まず1つ目が、トランザクティブ・メモリー・システムである。これは、1980年代後半からハーバード大学の社会心理学者であるダニエル・ウェグナーによって提唱されたものである。ここでは、個々人の認知には限界があることを前提に、組織メンバーが皆同じ情報を持っていることよりも、誰がそのことを詳しく知っているかを理解していることが重要だという。

つまり、組織メンバーの全員が同じことを知っていること、つまり、「what を知っていること」ではなく、「who knows what を知っている」が大切なのだという。特に組織規模が大きくなるとこの効果が顕著になってくる。

病院経営でも多様な機能があり、全てを1人で執り行うことは現実的ではない。このことは、

「あの人に聞けばわかる」ということを把握することが重要だということが過去の研究でも実証されている。分業の利益と言えるだろう。誰に聞けばわかるかを把握するためには、日常のコミュニケーションが欠かせないことになる。

さらにトランザクティブ・メモリー・システムを高めるためにどうしたらよいかについてもすでに研究で明らかにされている。電話やメールよりも直接対話によるコミュニケーションの頻度が高い方が有効だという。新型コロナウイルスの影響もあり在宅勤務やオンラインでのリモートワーク・テレワーク等が業種にもよるが一気に普及しそうであるが、これで今までのようなフェイス・ツー・フェイスに勝る業績を残すことは難しいということなのかもしれない。また、病院でも各種研修会などオンラインでの実施が今までよりも飛躍的に増加することが予想される。オンラインについて賛否両論あるだろうが、働き方改革が求められる時代であるから、何でも顔を合わせればよいという発想でなく、柔軟な労働・教育環境を整備することも有効になるだろう。その効果については今後検証が必要になるだろうが、時代の流れには逆らえないようにも感じる。

4　ダイバーシティ経営は有効か

もう1つが学習する組織をつくるために、ダイバーシティ経営を推進することである。多様な知や価値観が共存することによって組織学習が促進されることが期待される。

我が国では2015年9月4日に女性活躍推進法（女性の職業生活における活躍の推進に関する法律）

が公布され、女性が活躍することを企業に義務付けたことになる。このことについて経済産業省は、「女性をはじめとする多様な人材の活躍は、少子高齢化の中で人材を確保し、多様化する市場ニーズやリスクへの対応力を高める「ダイバーシティ経営」を推進する上で、日本経済の持続的成長にとって、不可欠」であるとし、「企業の経営戦略としてのダイバーシティ経営の推進を後押しするため、「新・ダイバーシティ経営企業１００選」や「なでしこ銘柄」の選定により、先進事例を広く発信している。」

では、ダイバーシティは企業業績にプラスの影響をもたらすものであろうか。このことについて、過去の経営学研究において実証されており、一定の結論がでている。

ダイバーシティといった場合に2つの類型があり、知識や経験、価値観などについてのものと（タスク型：Task Diversity）、性別、国籍、人種、年齢など（デモグラフィー型：Demographic Diversity）がある。経営学の実証研究ではタスク型の多様性はプラスの影響があるが、デモグラフィー型ではプラスの影響がなく、場合によってはマイナスにさえなり得ることが明らかにされている。

多様な経験や価値観を有する人材が登用されれば知の蓄積が行われ、その相互作用から付加価値が生まれることは想像に難くない。しかし、後者の多様性はなぜ組織をプラスに導けないのであろうか。

病院でも出身大学や医局、学年などによって昇進などに影響を及ぼすことがいまだにあるようで、興味深い点である。これはA大学とB大学の出身でお互いを分類してしまい、軋轢が生じ、交流が途絶えたりすることがあるからだという。やはり、徹底的に議論を行い、密なコミュニケーションが組織学習には重要なのである。

病院は人によって成り立つ組織であるから、学習する組織をいかにつくるかは業績に影響を及ぼす。いかに多様性を確保するか、そして一体感を醸成するかが経営者に課された課題である。

参考文献

1―1

『新版　競争戦略論Ⅰ』、マイケルE・ポーター著（竹内弘高監訳）、ダイヤモンド社、2018年

1―2

『ビジョナリー・カンパニー――時代を超える生存の原則』、ジム・コリンズ、ジェリー・ポラス（山岡洋一訳）、日経BP社、1995年

『ビジョナリー・カンパニー2―飛躍の法則』、ジム・コリンズ（山岡洋一訳）日経BP社、2001年

1―3

『企業変革の革新―「このままでいい」をどう打ち破るか』、ジョン・P・コッター（村井章子訳）、日経BP社、2009年

『リーダーシップ論』、ジョン・P・コッター（黒田由貴子監訳）、日経BP社、1999年

『ジョン・コッターの企業変革ノート』、ジョン・P・コッター／ダン・S・コーエン（高遠裕子訳）、日経BP社、2003年

1―4

『サーバントリーダーシップ』、ロバート・K・グリーンリーフ（金井壽宏監訳）、英治出版、2008年

『新しいリーダーシップ―集団指導の行動科学』、三隅二不二、ダイヤモンド社、1966年

『組織の条件適応理論』、ポール・R・ローレンス／ジェイ・W・ローシュ（吉田博訳）産業能率短期大学出版部、1977年

1―5
『レビットのマーケティング思考法―本質・戦略・実践』セオドア・レビット（土岐 坤訳）、ダイヤモンド社、2002年
1―6
『世界標準の経営理論』、入山章栄、ダイヤモンド社、2019年
1―7
『イノベーションのジレンマ』、クレイトン・クリステンセン（玉田俊平太監訳）翔泳社、2001年
『イノベーション―限界突破の経営戦略』、リチャード・フォスター（大前研一訳）、阪急コミュニケーションズ、1987年
1―8
『経営学史叢書V　バーリ＝ミーンズ』経営学史学会監修、文眞堂、2013年
『官僚制』、マックス・ウェーバー（阿閉 吉男監訳）、恒星社厚生閣、1987年
『経営戦略概論―戦略理論の潮流と体系』、波頭亮、産業能率大学出版部、2016年
1―9
『ブルー・オーシャン戦略』、W・チャン・キム／レネ・モボルニュ（有賀裕子訳）、ランダムハウス講談社、2005年
1―10
『医療経済・政策学の探求』、二木立、勁草書房、2018年
1―11
『競争の戦略』、M・E・ポーター（土岐 坤他訳）、ダイヤモンド社、1995年

1―12
『競争戦略の謎を解く』、ブルース・グリーンウォルド/ジャッド・カーン(辻谷一美訳)、ダイヤモンド社、２０１２年

2―1
『経営戦略全史』、三谷宏治、２０１３年、ディスカヴァー・トゥエンティワン
『経営戦略原論』、琴坂将広、東洋経済新報社、２０１８年
『ＤＰＣデータ活用ブック』、伏見清秀編集、じほう、２００８年

2―2
『経営戦略入門』、網倉久永/新宅純二郎、日本経済新聞出版社、２０１１年

2―3
『競争戦略論Ｉ』、マイケル・Ｅ・ポーター(竹内弘高訳)、ダイヤモンド社、１９９９年

2―4
『コトラー&ケラーのマーケティング・マネジメント 第12版』、フィリップ・コトラー/ケビン・レーン・ケラー(恩藏直人監訳)、丸善出版、２０１４年

2―5
『経営戦略の巨人たち』、ウォルター・キーチェル三世(藤井清美訳)、日本経済新聞出版社、２０１０年

2―6
『ＢＣＧ戦略コンセプト―競争優位の原理』、水越豊、ダイヤモンド社、２００３年

2―7
『経営戦略の思考法―時間展開・相互作用・ダイナミクス』、沼上幹、日本経済新聞出版社、２００９年

2―8
『企業戦略論』、H・I・アンゾフ（広田寿亮訳）、産業能率短期大学出版部、1969年
2―9
『アンゾフの戦略経営論』、H・イゴール・アンゾフ（中村元一監訳）、中央経済社、2015年
『Strategy, Structure and Economic Performance in Large American Industrial Corporations』, Richard P. Rumelt, Harvard Business Press, 1986年
『良い戦略、悪い戦略』、リチャード・P・ルメルト（村井章子訳）、日本経済新聞出版社、2012年
2―10
『企業戦略論―競争優位の構築と持続』、ジェイ・B・バーニー（岡田正大訳）、ダイヤモンド社、2003年
2―11
『H・ミンツバーグ経営論』、ヘンリー・ミンツバーグ（DIAMONDハーバード・ビジネスレビュー編集部編訳）、2007年
2―12
『タイムベース競争戦略』、ジョージ・ストークJr／トーマス・M・ハウト（中辻万治・川口恵一訳）、ダイヤモンド社、1993年
『コア・コンピタンス経営―大競争時代を勝ち抜く戦略』、G・ハメル／C・K・プラハラード（一條和生訳）、日本経済新聞出版社、1995年
『戦略サファリ―戦略マネジメント・ガイドブック』、ヘンリー・ミンツバーグ／ブルース・アルストランド／ジョセフ・ランペル（齊藤嘉則監訳）、東洋経済新報社、1999年

3―1
『経営者の役割』、H・I・バーナード（山本安次郎訳）、ダイヤモンド社、1968年

3―2
『組織設計概論―戦略的組織制度の理論と実際』、波頭亮、産業能率大学出版部、1999年

3―3
『戦略経営のすすめ―未来創造型企業の組織能力』、十川廣國、中央経済社、2000年

3―4
『新訳　科学的管理法―マネジメントの原点』、フレデリックW・テイラー（有賀裕子訳）、ダイヤモンド社、2009年

3―5
『産業文明における人間問題―ホーソン実験とその展開』、エルトン・メイヨー（村本栄一訳）、日本能率協会、1967年

3―6
『人間性の心理学―モチベーションとパーソナリティ』、A・H・マズロー（小口忠彦訳）、産業能率大学出版部、1987年
『仕事と人間性―動機づけ―衛生理論の新展開』、フレデリック・ハーズバーグ（北野利信訳）、東洋経済新報社、1968年

3―7
『産業ならびに一般の管理』、アンリ・ファヨール（山本安次郎訳）、ダイヤモンド社、1985年

3―8
『エクセレント・カンパニー』、トム・ピーターズ、ロバート・ウォーターマン（大前研一訳）、英治出版、2003年
3―9
『ビジネス・プロセス・ベンチマーキング―ベスト・プラクティスの導入と実践』、ロバート・C・キャンプ（高梨智弘訳）、生産性出版、1996年
3―10
『ビジネススクールでは学べない世界最先端の経営学』、入山章栄、日経BP社、2015年
『非営利組織の経営―原理と実践』、P・F・ドラッカー（上田惇生・田代正美訳）、ダイヤモンド社、1991年
『プロフェッショナルの条件―いかに成果をあげ、成長するか』、P・F・ドラッカー（上田惇生編訳）、ダイヤモンド社、2000年
3―11
『最強組織の法則―新時代のチームワークとは何か』、ピーター・M・センゲ（守部信之訳）、徳間書店、1995年
『組織の罠―人間行動の現実』、クリス・アージリス（河野昭三監訳）、文眞堂、2016年
『知識創造企業』、野中郁次郎／竹内弘高（梅本勝博訳）、東洋経済新報社、1996年

著者プロフィール

井上 貴裕（いのうえ たかひろ）

千葉大学医学部附属病院 副病院長・病院経営管理学研究センター長・特任教授・ちば医経塾塾長
東京医科歯科大学大学院にて医学博士及び医療政策学修士、上智大学大学院経済学研究科及び明治大学大学院経営学研究科にて経営学修士を修得
東京医科歯科大学医学部附属病院 病院長補佐・特任准教授を経て現職
東邦大学医学部医学科客員教授

経営理論に学ぶ病院経営戦略
経営学の巨匠は、この時代に何を示唆してくれるのか

発 行 日　2020年9月5日
著　　者　井上 貴裕
発 行 者　橋詰 守
発 行 所　株式会社 ロギカ書房
〒101-0052
東京都千代田区神田小川町2丁目8番地
進盛ビル303号
Tel 03（5244）5143
Fax 03（5244）5144
http://logicashobo.co.jp/
印刷・製本　藤原印刷株式会社

定価はカバーに表示してあります。
乱丁・落丁のものはお取り替え致します。

978-4-909090-45-4 C2047